ここに「感染症」がある

—七つの日常—

物語編

久塚純一［著］

成文堂

はしがき

私たちは、自分達のいる「世界」の、「何」を、どのようなものとして見ているのであろうか。もう少しいえば、私たちは、自分達のいる「世界」のことを、どのようにして描くことになっている世界にいるのであろうか。『この本』の執筆中、一貫して気にかかっていたことは、このようなことであった。そのようなことを考えながら、まずは、私たちが、「どのようなものとして見ているのであろうか」ということを踏まえつつ、「どのようにして描くことになっている世界にいるのであろうか」ということを炙り出すことに気持ちを集中させてみることにした。

〝ここに「感染症」がある〟［物語編］……七つの日常……では、私たちの描き方を手に入れるために、知識化された日常を送っている私たちが、感じることになる「何か」を手掛かりにしながら、「日常」とは、一体、どのようなものであるのか、そして、「変容」とは、どのように感じられるものなのか、ということに接近することを試みた。とはいっても、この作業は、例えば、「見た人」、「見る対象」、「描かれたモノ」、「描かれたモノを描いた人」、「描かれたモノを見る人」、という具合いに、多層化しているものを相手にしなければばならない。

当初、執筆の「対象」になっていたものは、もっと、「感染症」に近いものという「姿」のものであった。ところが、そうしてしまうと、どうしても、①「病原体」というような「客観（的な）存在（とされるもの）」を介して手に入れられる「感染症」と、②「状態（のようなもの）」や「考え方」というような「現象」を介して手に入れられる「感染症」とが、分離してしまい、結果的には、どうしても、「客観（的な）存在（とされるもの）」を介して手に入れられる「感染症」に傾注してしまい、思考が「病原体」を基盤としたものになってしまうこととなって、出来上がったモノが、「感染源」を軸としたものになってしまうのである。それを避けるようにして、まずは、①「客観（的な）存在（とされるもの）」と、②「状態（のようなもの）」や「考え方」との、両者のことを関係させながら、執筆の「対象」としての「感染症（というもの）」の位置付けがなされた。悩んだことは、①「事実」に過ぎないような「病原体」と、②「状態のようなもの」とを、どのように『一冊の本』にまとめるかであった。結果論ということになるが、「二冊一組」という「形」にさせていただいたことが、このような位置づけを、一層明確なものとさせ、それを土台に「表現」することを可能にさせたように思われる。

とはいっても、「物語編」の位置は、当初、このような「形」のものではなかった。当初は、一冊の『本』の中で、各章の導入部分に当たるものとして、「事例の設定的なもの」としての「物語」が想定されていた。ところが、「物語」の部分を「探究」の部分とあわせて一冊にすると、ボリュームが大変なことになってしまいそうであった。かといって、一冊のまま、字数を減らして圧縮すると、中途半端なものになりそうであった。ということから、「成文堂」さんに無理を言って、〔物語編〕と〔探究編〕という具合に二分冊化し、「縦組み」にしようということにさせていただいた。当然のように、この〔物語編〕も、当初の「事例の設定的なもの」から「姿」を大きく変えることとなった。ボリュームのある一冊の中に、「事例の設定的なもの」のような「姿」で埋没しかけていた「七つの物語」は、独立して、「七つの日常」の一つ一つとして、光のあたる「七つのもの」になったのである。とはいっても、安直に考えていた私にとっては、この〔物語編〕は、フィクションとはいえ、ストーリーの中には、事実確認をしなければならない箇所が山ほどある。「表現したいこと」を「表現したい方法」で、というように、いつも、楽しく書かせていただいていたのであるが、今回は、何故だかわからないが、いつもの楽しさとは違う何かが私を取り巻いていた。執筆のために多くの文学作品等を固めて読んだのも、初めてに近い経験である。読み始めると、どの文学作品も本当に面白く、執筆していることを忘れてしまうことも度々あった。

東京にいた時は、書けていなくてもフラッと寄れた「成文堂」さんであった。ところが、東京を離れると、執筆が進んでいないと電話をしにくい「成文堂」さんというように、いつの間にか、なってしまっていた。とはいっても、編集担当の篠崎さんの声を聞かなければエネルギーが枯渇してくる。結果として、エネルギーを頂くために、しょっちゅう電話をかけてしまった。篠崎さんには、お仕事中にもかかわらず、何度も何度も、電話をかけてしまい、「こんなことを考えている」ということや、「挿し絵」を書きたいということなど、相談に乗っていただいて、助言と指導と激励を頂いた。

執筆しながら考えたコトは、私たちは、ひょっとしたら、「自由のない」=「強制的な」契約社会に、主導権争いをしながら生きているのではないか、ということである。私人としての私たち個々人が、「自由のない」=「強制的な」契約社会を「形」づくりながら、「加害者」でもあり、「被害者」でもあるかのような私たちが前面にでてくる。そのような「公共性」が出来ているということを表出させたのが「新型コロナ」であったのではないであろうか。

「物語」を読む、「資料／史料」を読む、研究会で「議論」をする、教えてもらう、考える、「表現」したいことを「ことば」にする、等など、「感染症」の蔓延にもかかわらず、八女の町家の奥で、したいことを全て出来た恵まれた環境であった。退職後も東京にいたとしたら、「表紙」や「挿し絵」を含めて、「形」は、多分、異なったものになっていたであろう。

執筆の途中で、不安になった時は、「このようなことを考えているのだが、このような表現方法でよいのか」というようなことを、かつての院生の呉獨立さん（九州大学・韓国研究センター）に相談し、資料／史料を確認・収集してもらい、大変お世話になった。そして、早稲田大学歴史館の職員である千葉文彦さんには、八女にまで、二回も来ていただき、ゲラに目を通していただき、ワインを飲みながら、色々と感想を話していただいた。さらには、文学作品の古い版も購入していただき、本当に助けられた。

表紙の「写真」は、八女市に工房を抱えている「からくり人形芸術家」、「世界最小のテディーベア（〇・八㎜）・ギネス世界記録所有者」の森音広夢さんに協力をしていただいた。そして、二冊にわたっての十五枚程度の「挿し絵」は、私が、愉しんで、あっという間に描いたものである。

最後になったが、時間の提供、文学書の購入、アイデアの提供、「挿し絵」についてのアドバイス等など、家族全員が「ことば」にできないほど協力してくれた。心から感謝している。

執筆作業がよっぽど楽しかったのであろう。原稿が出来上がりつつある寒いとき、研究仲間との久々の飲み会で、博多で赤ワインを飲みすぎ、駅の階段で転倒し、歩いている大勢の人や複数の駅員さんから「大丈夫ですか？　大丈夫ですか？」という事態になり、「大丈夫です」と答えてホームにたどり着いて、酔っぱらっていた私は、博多駅発の「上り」と「下り」を間違えて、違う方向の電車に乗ってしまったのである。その日は、八女の町家に帰る予定であったが、間違えて、北九州の方向に向かったのである。途中で寝てしまい、気が付くと、小倉のすぐ近くにまできていた。あわてて降りて、駅員さんに事情を話し、寒いホームでしばらく待って、下りに乗り換えることにしたが、東京と違って、電車がなかなか来ないのである。結局、四時間以上遅れて「羽犬塚駅」（筑後市）に到着ということになった。バスもなく、タクシーでという経験を、久しぶりにしてしまった。

この［物語編］とあわせて、［探究編］を楽しんで読んでいただけたら、そして、このような「手法」もあったのか、というようなことを感じていただけたら幸いである。

二〇二三年四月　赤ワインを頂きながらの「みゅぜぶらん八女」にて

著者記す

目次

ご招待

「止まって、止まって」

……（止まって？　どういうこと？　誰もいない。ということは、遠隔からのマイクの音声なのか？）……

「止まって、その線からは入らないで。ハイ、次の「あなた」。荷物は青色の台の上に置いて。「病原体」、「金属類」、「危険物」を所持していないか、チェックします。次に、体温を測ります。白色の機械の前に座って、尿と便を提出して下さい。「体内」に「病原体」を保有していないか、青色の紙コップと白色の綿棒。はい、終わりました。市街地には入らないように。移動は規制されています。一四日間、ここに留まってください。もし、死亡した場合は、二四時間以内であっても火葬されるかもしれません。[1]土葬されることは、多分、ありません。ソコにある青色の手袋をして、白色のマスクを着けて、プリントされた書類を持って、右に曲がって、あちらの赤色の建物に行ってください。次の方、どうぞ」

……（どうしたのだろう。尿と便？「青色」・「白色」・「青色」・「白色」・「赤色」の繰り返し……「何か」あるのだろうか）……

「そこの方、うろうろしないで、あちらの赤色の建物に、早く」

移動しながら、近くのマンションを見上げると、「どういうつもり？　あの人たち」というような、窓ガラスからの視線を感じた。

＊　＊　＊　＊　＊

「ある地域」の「外」から、やってきたみなさん達は、それまでの日常では感じたコトのない、様々な「雰囲気」や「様子」を感じたのである。みなさん達は、みなさん達の知識化した日常との関係で、ソレを見たり、聞いたりすることになったのである。すなわち、みなさん達に生じたそのような感覚は、それまで感じたことがない街（＝空間）の様子についての、視覚を介しての認識から生じたものかもしれないし、経験したことのない具体的な規制（＝対応）についての、体感を介しての認識から生じたものかもしれないし、「ある地域」に住んでいる人たち（＝主体）の、独自の、自主的な防衛策（＝対応）についての、体感を介しての認識から生じたものかもしれない。さらには、それらの複数のものの合体したものからかもしれない。「見たこと」、「聞いたこと」、「指示されたということ」という、それらの単なる「事実」に過ぎないものと思われるものが、みなさん達にとっては、「経験したことのないことである」と感じられ、「何か妙だ」というみなさん達の感覚になったのである。まさに、みなさん達にとっては、みなさん達が「外」から来た、ということになっているのである。「空間」、「主体」、「対応」等などについての、そのような「何か」が、みなさん達に、〝ここに「何か」がある〟と感じさせたのである。ところが、みなさん達が感じた「何か」の「出現」というものは、先ほどの「ある地域」の住民にとっては、既に、経験され、知識化された日常として幾度も「再生産」されており、ソレとの関係で、「外」からやって来たみなさん達が「その地域」に「自由に」入ろうとしていたという「事実」が、ソコの住民にとっては、その人たちの知識化された日常とは異なることの「出現」になったのである。[2] 私たちは、一体、どのような世界に生きているのであろうか？　私たちは、一体、自分達の生きている世界のことを、どのように描く世界に生きているのであろうか？　私たちは、実は、生きている世界という「一つの全体」を、それぞれのやり方で「ことば」を使って「細分化」して、「細分化」したものをその人のやり方で「再構成」して、描いているのである。ちょうど、「何か」を知ることを目的とした調査票の作成と、その分析のように、である。

　知識化された日常というものは、何もないような穏やかな日常だけではなく、締めつけるような強烈なものであっても、それとして知識化され、みなさん達の日常となることになる。気がついたことと思うが、先程の「ある地域」に「姿」を現わした〈「内」と「外」〉というものがどのようになっているかについては、意図的に書かなかったのであるが、可能性は、多様にある。「みなさん達」の側から見た場合、生じている「事実」としては、入ろうとしていた「みなさん達」が、入らないように規制されている訳である。ということは、①「ある地域」では、まだ、殆ど広がっていないという時に、みなさん達が、「何か」を持ち込む可能性のあるところからやってきたと想定されているのかもしれないし、②ここは「何か」が蔓延していて危険なところなので、しばらくは入らないように、とされたのかもしれない。〈「内」と「外」〉を、「相互的」なものとして創造する「検疫」構造の難しいところである。[3] ここで生起するのは、「感染性の疾病」を介しての瞬時の〈「統合」と「分断」〉でもある。

　ところで、「感染症」との関係で、「何か」が「変容」したと「表現」される、その「何か」が「変容」したのではないかという感覚について、私たちは、「ペスト」や「結核」というような、「感染性の疾病」の名称を使用しない場合でも、その「感染症」という「ことば」を使用して「表現」しているものに関して「表現」できるのであろうか。これについては、「ペスト」や「結核」という、付与された「感染性の疾病」の名称を直接使用しない場合であっても、知識化されたそれまでの日常との関係で、「感染症（というもの）」が潜んでいるということを、多分、「表現」できるということになっているのであろう。では、そもそも、「伝染病」や「感染症」という「ことば」を使用しないでなされた言説はどうであろうか。[4] これについても、同様である。要するに、その人にとっての「表現」したいことが「先行して」存在し、それに「ことば」を充てるということである。であるから、「鼠」、「死体」、「咳」、「発熱」、「数」、「マスク」、「移動できる空間」、「時間」等などに係る言説や、それについての体感だけであっても、どういう訳だか、「自宅」での「切り傷」や「転倒骨折」とは異なって、ソコに「ソレ」がある、と認識してしまうコトになってしまう。私たちは、「何らかの一つの状態」を、それぞれのやり方で「細分化」し、それらの、数々の「見えるもの」、「聞こえること」、「触れたもの」等々を再統合することによって、「何らかの一つの状態」を感じたコトとして、それに対して「意味」を与えることをくり返しているのである。ここに『この本』の出発点がある。

〝ここに「感染症」がある［物語編］——七つの日常——〟という『この本』のタイトルについて、妙なタイトルだと感じた方も多いのではないだろうか。とはいっても、〝「感染症」がここにある〟という「形」にはしなかった。そのようにしてしまうと、まるで、推理小説みたいに、〈「正答」としての「姿」を有する「犯人」が、ここにいる〉となりそうだからである。すなわち、「物語」の出だしの部分では、まだ誰だかわからないけれども、「形」としては、ソモソモというような「犯人」がどこかにいて、見つからなかった「ソノ人」が見つかって、結果として、「犯人」が「ここにいる」となりそうな、そのような「表現」になってしまうと、『この本』の意図しているコトとは、異なる方向に行ってしまうので、ソレを避けたのである。[5]

『ここに「感染症」がある［物語編］——七つの日常——』を書こうと思った理由は、述べてきたようなことと関係している。言ってしまえば、知識化されたそれまでの日常では、それが、一体、「何」であるのかが分からないし、どのように「表現」したら良いのかも分からないけれども、「何らかの点」でバラバラではない、概念化できそうな、そのような「何か」が、私たちの周りに「確かにある」というように感じられることについて、「感染症」という「ことば」を充てるとしたら、〝ここに「感染症」がある〟ということになる、ということである。[6][7] 繰り返すと、「表現」したくなる（＝描きたくなる）何らかの状態（＝世界）について、先行しているのは、「死体」、「ネズミ」、「発熱」等などの「事実」であり、それらが、その直後に、私たちの意識の中で「意味」が付着した「コト」や「モノ」になるということである。決して、「ことば」を含めて「感染症」（というもの）が先行しているわけではない。

そのことについて、『この本』では、学術的に「探究」するというスタイルではなくて、「七つの日常」を介して「表現」しようと試みたのである。「七つの日常」（物語）は、それぞれ、『ここに「感染症」がある［探究編］――日常の「再生産」――』の「Ⅰ～Ⅵ」と「結び」の部分に対応するものとして位置付けられている。「七つの日常」を題材とした［物語編］を書かせていただいたのは、述べてきたようなことを意識したからであり、読者である皆さん方の、〝ここに「感染症」がある〟という感覚に賭けたからである。

「七つの日常」（物語）について、『ここに「感染症」がある［探究編］――日常の「再生産」――』との対応関係を述べておこう。［物語Ⅰ　医師ロベール］は、導入として「全体に関わること」を念頭に置いたものである。そして、［物語Ⅱ　〝考え・続けた・彼〟］は、「主体」、「出来事」、「対応」、「時間」、「空間」という「形態的要素」についての「考え方」を意識したものである。［物語Ⅲ　いつもの風景から］は、「関係」、「責任」、「意思」、「現象の形態」という「規範的要素」にみられる「ありよう」を意識したものである。［物語Ⅳ「議論」の中の〈「固有名詞」と「普通名詞」〉］は、〈「議論」の様式〉、〈「議論」の構造〉、〈「議論」の相互関係〉、〈「議論」の内容〉、〈「議論」の参加者〉というような、「議論」というものを意識したものである。［物語Ｖ　読書会］は、〈「ことば」の頻度〉、〈「ことば」の使われ方〉、〈「ことば」の役割〉、〈「ことば」の力〉、〈「ことば」の生成〉というような、「ことば」というものを意識したものである。そして、［物語Ⅵ　「その人」の日課］は、「対象」、「論理」、「分類・整序」、「解釈・理解」、「説明・表現」というような、「方法」というものに関することを意識したものである。最後の［物語Ⅶ　〝ここに「何か」がある〟］は、〝ここに「感染症」がある〟のフィナーレとしてのものである。「物語」は、いずれも、私たちの感じる「変容」というものに関するものである。そのような「変容」は、私たちの知識化された日常との関係で、私たちによって感じられるものである。これらの位置づけの詳しいことは、同時に出版した「探究編」に解説している。

（1）　墓地及埋葬取締規則（明治一七年　太政官　布達　第二五號）の第三條は「死體ハ死後二十四時間ヲ經過スルニ非サレハ埋葬又ハ火葬ヲナスコトヲ得ス」としていたが、「但別段ノ規則アルモノハ此限ニアラス」としていた。その後の「墓地、埋葬等に関する法律」（昭和二三年　法律第四八号）の第三条は、「埋葬又は火葬は、他の法令に別段の定めがあるものを除く外、死亡又は死産後二十四時間を経過した後でなければ、これを行ってはならない。」としており、「感染症の予防及び感染症の患者に対する医療に関する法律」（平成一〇年　法律　第一一四号）の第三十条第三項は「一類感染症、二類感染症又は三類感染症の病原体に汚染され、又は汚染された疑いがある死体は、二十四時間以内に火葬し、又は埋葬することができる。」としている。

（2）ここで生じたようなことは、対立した複数人の「こっち」と「あっち」としてだけではなく、私たち一人一人の中でも、「あっち」と「こっち」として生成している。現代の「マスク」でいえば、「科学性」と拮抗しながら、私たちの意識の中で「強制」と「分断」というものがうごめいているのである。すなわち、「マスク」を着けるべきだという時に着けていない人を見た場合の感覚と、「マスク」をしなくて良いという時に、まだ、「マスク」をはずしていない人を見た時の感覚が、同一人の内部で生じることは、幾らでもある。では、その感覚は何を基盤として「出現」しているのであろうか。菊池寛（二〇二二）『マスク』、文藝春秋（文春文庫）に収められた（作品）「マスク」では、それが見事に描かれている。実際、二〇二三年の半ば以降、多分、同様のことが議論されることになるであろう。はたして、「搭乗にあたってはマスクを着けないで下さい!!」ということを、搭乗時に搭乗者に要請、強要、できるのであろうか？　ここには、「意味」、「結論」、「力」等などが絡み合っている。

（3）「海港虎列剌病傳染豫防假規則」（明治一二年　太政官　布告　第二八號）、「虎列剌病流行地方ヨリ來ル船舶檢査規則」（明治一五年　太政官　布告　第三一號）、「海外諸港ヨリ來ル船舶ニ對シ檢疫ノ件」（明治二四年　勅令　第六五號）でいうなら、「入られる側」と「入ろうとする側」の位置関係は、制度化した側からみた場合、制度的には、単純なものとして理解しやすいということになっている。ところが、適用される「主体」としての相手方のことを考えると極めて複雑である。実は、ここに、「こっち」と「あっち」を創造する「感染症（というもの）」の有する一つの「姿」が現れるのである。

（4）例えば、ジョゼ・サラマーゴ（雨沢泰　訳）（二〇二二）『白の闇』、河出書房新社（河出文庫）

は、「何だかわからない、生じた大変なコト」については「表現」されてはいるものの、「ペスト」や「結核」という名称付与されたものを使用しないでなされた「表現」という、一貫した「形」をとっている。他方、アルベール・カミュ（宮崎嶺雄　訳）（二〇〇〇）『ペスト』、新潮社（新潮文庫）、そして、ダニエル・デフォー（武田将明　訳）（二〇二一）『ペストの記憶　英国十八世紀文学叢書　第三巻』、研究社、は、「ペスト」という名称を、直接的に使用してなされた「表現」という「形」をとっている。そして、トオマス・マン（実吉捷郎　訳）（二〇二一）『ヴェニスに死す』、岩波書店（岩波文庫）は、伏線としての「匂い」、「消毒」、「警察」「掲示」は、真ん中あたりから出てくるものの、「コレラ」、「疫病・伝染病」についての直接的記述は、初老の作家（＝アッシェンバッハ）の特異ないきさつの表現の中で、最後の方まで、表面的には出てこない。さらに、R.キプリング／K.A.ポーターほか（石塚久郎　監訳）（二〇二一）『疫病短編小説集』、平凡社（平凡社ライブラリー九一五）は、「疫病」、「天然痘」、「コレラ」、「インフルエンザ」等など、どれも、「急性の感染症」を題材にしており、「何も無かった」ところに、急激に変化が起こることが、いずれの物語でも、極めて上手く活かされているように感じられる。巻末の、石塚久郎（監訳者）氏の「解説」も、興味深い。

（5）そのこととの関係でいえば、「ハンセン病（癩病）」が鍵を握っているという流れを作っている。松本清張（二〇二二）『砂の器（上）』、新潮社（新潮文庫）、松本清張（二〇二二）『砂の器（下）』、新潮社（新潮文庫）の位置は、推理小説とはいえ、まさに、絶妙である。

（6）面白いことに、A・マンゾーニ（平川祐弘　訳）（二〇二〇）『いいなづけ　一七世紀ミラーノの物語　下』、河出書房新社（河出文庫）、にみられる「広場や、お店や、家の中で、危険の到来を口にしたり、ペストが流行するのではないか、などと言う者は、世間から冷笑され、白眼視された。」（一一五頁）という「表現」は、まさに、現代の〝ここに「感染症」がある〟ということを巡るものと同様の感覚である。

（7）　エドガー・アラン・ポー（上田麻由子　訳）「赤い死の仮面」（ラドヤード・キプリング／キャサリン・アン・ポーターほか（石塚久郎　監訳）（二〇二一）『疫病短編小説集』、平凡社（平凡社ライブラリー九一五）所収）は、まさに、「疫病を、見えないけれども、そこにあるもの」として描いている。

物語Ⅰ　医師ロベール

二〇＋＋年＋月　パリ

医師ロベールは、仕事が終わると、いつも、パサージュを抜けた先のチョコレート店の向いにあるLoto Barで赤ワインを楽しんでいる。特に、どうだ、という店ではないのだが、帰り道の最終コーナーの地点に位置し、アルコールで気持ちが良くなったまま、最終地点のアパルトマンまで歩ける距離なので立ち寄っている。それがロベールにとっての日常なのである。日曜勤務の仕事も終わり、いつものように、ロベールは、馴染みのLoto Barで赤ワインを楽しもうと思っていた。ところが、Loto Barの手前の狭い歩道で初老の男性がしゃがみ込んでいた。

「どうかしましたか？」

「いいえ、大丈夫です」

「救急車は？」

「近くですから。少し休んで。……帰れますから。ただ、少し、脚の付け根が熱いような
だけです」


申し訳ない思いで、Loto Barでの赤ワインを優先させて、それ以上は関わらないコトにした。幸せなことに、通りを見渡せるいつもの席が空いていた。席についたと同時に、ギャルソンが、いつもの赤ワインとチーズの盛り合わせ、そして、クロワッサンと灰皿を持ってきた。


「おたくでも？」

「ええ、そうなの」

「で、何かしたの？」

「いいえ、何も」

始めのうちは気にもかけなかったのだが、隣の席での会話が気にかかり始め、ついには、折角の赤ワインを楽しむことさえ忘れていた。とはいっても、隣の会話に参加するわけにもいかず、そそくさと会計を済ませ、帰路についた。少し以前なら、この時刻のこの辺りは、もっと、人通りが多かったようにも思えた。

「早く!!ソコ、急げ」
「待って下さいよ。今日は排出ごみが、どういう訳か」
「なんでもいいから、早く!!」

静けさの中の雑踏を避け、あわててエレベーターに駆け込んだが、収集音が耳に残ったままである。日曜勤務の翌日だというのに、次の日は朝からの通常勤務である。「早く寝るぞぉ」と独り言をいいながら、日付が変わる頃には眠りについているはずであった。いつものように日記をつけ

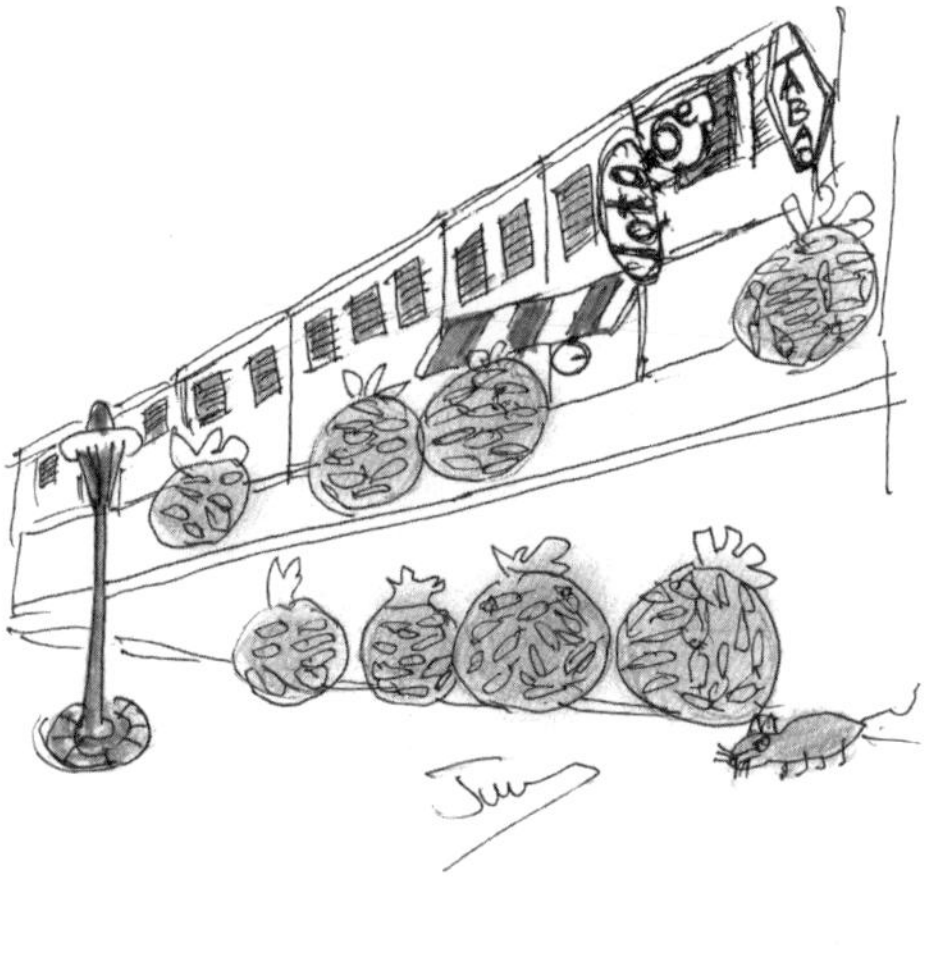

終えたまでは良かったのだが、静けさの中の収集音がやたらと大きくて眠れない。

朝のラッシュで不機嫌にならないように、ロベールは、いつも、早い時刻の地下鉄に乗ることにしている。ところが、寝過して、あわてしまい、ベッドから降り損ね、脚を痛めてしまったのである。なんとか座席を確保し、目を閉じたまま、なぜだか、前日のコトを思い出していた。少し以前のロベールであれば、それらは、バラバラの、一つ一つの、どうでも良いコトとして処理されていたのであろうが、どういう訳だか、その日のロベールの意識の中では、それらの一つ一つが、バラバラではなく、「一つの塊」のようになっていた。そのような心持になっている自分に気がついて、どうにかして気持ちを変化させようと試みた。

気分転換の演技としての咳のような「ふっんむっ」が、かえって妙な感じとなってしまった。

「どうかしましたか？」

「大丈夫です。ベッドから降り損ねて、ただ、脚が、少し痛いだけです」

ロベールは、自分の発したソノ言葉が、静まり返った車両を、更に、静まりかえらせたように感じた。「やはりそういうコトなのか」という思いが頭の中で沸騰し始めた。さらにいやなことに、ロベールの横に立っている二人の会話によって、その心持ちは増幅し、「やはり拡がっている」という確信めいた思いが脳裏を突き抜けた。


「熱は？」

「はかってない」

「脚は？」

「少しね。ジョギングしすぎかも」


しゃがみ込んでいた初老の男性。Loto Bar で聞こえてきた会話。人通りの少なさ。収集ゴミの量。メトロでの会話。一つ一つを一つ一つとしてしまえば、それらの一つ一つは、「バラバラのもの」で、いつもの、なんでもない、個別のよくあるコトである。ところが、どういう訳だか、ロベールには、それらが「何らかの一つのまとまった塊」を細分化した構成部品であるかのように感じられた。というのも、それらのいずれもが、「理由」や「経緯」というものではなく、「結果」を「表現」するだけのための「部品」であるかのように、ロベールには感じられたからである。

「おはようございます」

「何か変わったコトでも?」

「いいえ。・・・なにも、別に」

「君も感じているのか。やっぱり」

「ただ、役所は、まだ何も」


しゃがみ込んでいた初老の男性。Loto Bar で聞こえてきた会話。人通りの少なさ。収集ゴミの量。メトロでの会話。何から話そうか、と、少し迷ったが、近所のスーパーから長靴などの特定のモノが無くなっていることを話してみた。笑われるコトを覚悟していたが、部長は想像しているコトを全て話すように求めた。


「名称は、まだ付されていません。概念化はもちろんまだです。でも、全体的な塊か、何か、が。ソレは不思議なコトに、地下鉄のカデ駅の手前からモンマルトルまでの坂道、そのあたりだけなのです」

「いいか、口外しないでくれよ。まだ、君の気持のレベルだからな」

「わかりました」

いつものように患者への対応をしながら、とにかく、目の前の個別の具体的な対応に集中した。そうはいっても、処方箋をどのように書こうかと迷い、さらには、患者の住所などの個人情報が邪魔をしていた。もちろん、患者には気づかれないようにしていた。

「ブルバールではなくて、リュのロシュシュゥアールですね？」

「はい」

「九区、私も近くですよ」

「あの坂は下るのには楽なのですが、上りが。脚が痛くて」

「そうですか。少しですが、体温が高いですね。お熱はいつ頃からですか？」

「一昨日の夜からです」

「そうですか。脚を触ってみましょう。ベッドに上がってください。上がれますか？すぐ終わりますから」

＊　＊　＊　＊　＊

役割をしっかり自覚している部長である。ロベールが話したことは、部長の頭の中に留まったままであった。

　ところが、翌日、不思議なコトに、隣の部でも類似したことが発生していた。ソレに気が付いたのは、昼休みの食堂でのことであった。見舞いの人たちが利用するレストランとは別の空間が、医療スタッフのために用意されていた。トレイに好きなモノを幾つか載せて会計を終え、テーブルに着く方式である。


「ココ。座ってもよろしいですか？」

「もちろん。やあ、ロベール。元気？」

「なんとかね。君は？」

「うーん」

「何か、あったのですか？」

「いや、なにも。ただ」


　既にこの時点で、ロベールは、隣のベルナールの部でも似た状況が発生しているコトを察知した。「固有名詞」はまだ無いにしても、「普通名詞」は既にあるように感じられたからである。とはいっても、勤務先の病院はアンヴァリッドの近くであったことから、ひとたび街に出ると、観光客も多く、ソノ「普通名詞」に出会うことは無い。観光客を横目で見ながらの警察官たちの真っ白のシャツと濃い紺色の制服が、「形」としての安全性を確保した典型図になっている。ココでは、皆、緑にならないと動かない。

ロベールのアバルトマンのあたり、メトロのカデ駅あたり、そして、病院内の一部の部署での情報網以外では、まだ、以前のままのようであった。


「もしもし、アロ、ウィ」

「お繋ぎいたします」

「ロベール、来てくれないか、すぐ」

「はい、部長のキャビネですか？」

「いや、会議室だ」

ロベールは急いで螺旋階段を登り、二階の会議室に向った。ドアを開けると、広い会議室にいたのは、部長のほかにベルナール、そして、初めての客二名だけであった。

「紹介しよう」

「こちらは九区の公衆衛生担当のロジェさん」

「そして、一八区の公衆衛生担当ギメさん」
「ロベール君、そして、ベルナール君だ」
「始めまして」
「始めまして」
「まずは、ココだけの話にしましょう」

会話の中では、〈「患者」の情報〉というように、「患者」という「語」が、既に使用されていたが、多くは、「事例」の場所、「事例」の状態、「事例」の数値、といった、分断された個別の「出来事」の羅列であった。とはいっても、既に「意味付けされたモノ」として整理されているようにも聞こえた。「何」が「どうなのか」さえ分からないモノであるのに、既に、ソコにはソレあった。転倒による脚の痛みとは異なるモノが、明らかにソコにあった。このような時の議論のためには、意識的に他の可能性に言及することが求められることを、ロベールは良く心得ていた。脚のリンパ節が、だとか、結果としての壊死というような発言を避けながらも、「何か」の可能性について、ロベールは話し始めた。

「他の区については、私は知りませんが、それでよろしいでしょうか」

「お願いします」

「私が気にかけているのは、九区と一八区とが、行政として何を知っているのかということです。もう少し正確にいえば、私が気にかけているのは、何を知っているコトになっているのか、ということです」

「気持ちは分かるが、ロベール、ココでは君の知っているコトと、考えているコトを話してくれないか」

「分かりました」


ベルナールのことを気にかけながら、「出来事」と感じられる「何か」の可能性について、日記メモを見ながら、「事実」に限定させながら、ロベールは話し始めた。ところが、どこかに「正解」があると前置してしまったら、あるいは、「正解」を探すということに傾注したら、「何が」現時点での「事実」であるのか、という、ソレ自体が揺らいでくることになる。そのことを意識して、最終的には間違っているということになるかもしれないが、アノコトについては、コレコレによって、このように感じたという、そういう意味での「事実」を話そうとした。「空間」的には、蝋人形館の先のホテル・ショパンのあるパサージュを突き抜けたところから、モンマルトルまでの坂道の上の方であり、「出来事」としては、発熱、部位としての脚、壊死、長靴の売り切れである。

＊　＊　＊　＊　＊　＊

「空間」的には、ホテル・ショパンのあるパサージュを突き抜けたところから、モンマルトルまでの坂の上の方まで。「出来事」としては、発熱、部位としての脚、壊死、長靴の売り切れ。ロベールは、赤ワインやチーズの盛り合わせ、そして、クロワッサンといった好物を「道具」にせずに、何かに引き寄せられるように「道具」を選んで「表現」していた。それにしても、なぜ、「あそこらあたり」だけなのだろう、と、思った瞬間に、ロベールは、「あそこらあたり」という「空間」を使って、「何か」を「表現」しようとしている自分がいるコトに気が付いた。自分の馴染みの Loto Bar があり、その先に花屋があり、そして、更に進むと、上り坂があり、更に進むと赤十字の古着屋があり、さらに上がると、黄色いポストの郵便局があるといった、一週間前までは、ソレコソ、何の変化もない「空間」であった。それなのに「ソノ空間」は、今では、「何か」を「表現」するための「道具」と化しているのである。そして、しゃがみ込んでいた人のことは、年齢層や性別ではなくて、熱や脚を「道具」として語られている。

感じてみようと思ったロベールは、仕事の後、パサージュの手前側のモンマルトル通りに立ち寄ることにした。せっかくなので、久し振りに、アンヴァリッドからの散歩を楽しむことにした。セーヌに沿って歩き、オルセーの近くでセーヌを渡って、チュイルリー公園を抜けて、さらに、ヴァンドーム広場を抜けて、オペラ座を左に見ながら大通りを渡って、映画館での行列を横目に通り過ぎ、あっという間にパサージュの手前側に着き、まずは、パサージュの手前側の大通りに面した大きめのカフェに入った。


「こんにちは。ココいいですか?」

「もちろん。プレッシオン？　エスプレッソ？　何にしますか?」

「グラスの赤ワインをください。灰皿も」

「はい」


黒いチョッキと白のエプロンがよく似合うギャルソンは、忙しそうに振舞いながらも、団体客でさえも上手くさばいている。風が気持ち良い。確かに、ココには「出来事」は何もない。手にした新聞にも何もない。カフェの奥の空中の大きなテレビにも何もない。座ったまま、ワインのことも忘れ、メモ書きに目をやりつつ、蜘蛛の巣を張るように、一つ一つの獲物が、結果として、「意味のある一、つの全体」としての獲物となるように、仕掛けを作っていた。

「カデ駅あたりからモンマルトルまでの上り坂。部位としての脚、壊死、長靴の売り切れ。待てよ、ひょっとして、坂道、犬の排泄物、圧力水での道路掃除」

「どうかしましたか？」

「いえ、スミマセン」

「お待たせしました、はい、赤ワインと灰皿」

「ありがとうございます。んーん、とすると、次は、多分、一九区、ベルヴィル」

「どうかしましたか？」

「いえ、スミマセン」

ベルヴィルからレピュブリック広場への坂道のことは、ぼんやりとではあったが、気になってはいた。とはいっても、座ったままで想像していても仕方ないので、翌日、ソコに行ってみようと決心した。エディット・ピアフの生家といわれている建物の辺りは、少し以前までは、違った意味で気になっていたところであった。医師になりたての若い時、実際、サンルイ病院で働いていた時に、ベルヴィルから二〇区にかけての地域、そして、ペール・ラシェーズ墓地では、本当に、いろいろなモノを見てきた。

ロベールは、いつもより早起きして、可能なら、時間をあけてもらえるよう、部長に話してみることにした。赤ワインを飲みながら翌日のことを考えただけなのに、一歩進んだような気持ちとなり、グラスの赤ワインが、自分に語りかけているような、そんな気持ちになっていた。

＊＊＊＊＊＊

「お時間はありますか?」

「少しなら」

「全くの想像ですが、コレがつながると、何というか、客観的というか」

「一九区のコトか?」

「あっ、はい、でも、なぜ?」

「一〇時に一九区の担当が来ることになっている。同席してくれ」

「はい、わかりました」

次は、多分、北駅からピカルディー、アミアンだろう。そうでなければ、東駅からアルザスかドイツの方向だろうと、ロベールの頭の中では、新しい蜘蛛の巣がはられていた。既に、その時点で、ロベールにとって気にかかっているのは「経路」だけとなっていた。


「ロベール君、覚えているかい？」

「あっ、オノレ先生、サンルイ病院の」

「覚えていてくれたとは光栄だ。ありがとう。今は、医務官として区に出向している」

「一九区ですね？」

「そう。ところが、歳のせいか、少し、記憶力と想像力が乏しくなっているのだよ」

「何をおっしゃいますか、先生。一九六七年覚えていらっしゃるでしょ？」

「アンテルナショナールか……。全国協約の少し前、忘れたくても無理だ。それが、今となっては、一九区の名誉職だよ」

「まさに、オノレ、オノレ先生ですね」

「ロベール君なら、北駅、東駅。そして、あったとしても、サンラザール駅までだろうな」

「はい。オステルリッツ駅やモンパルナス駅、そして、リヨン駅、ベルシー駅はありません」

相手がオノレ先生でなければ、ロベールはもっとたたみかける積りであった。ロベールが予想していた通り、先生は、翌日の北駅、一三時を提案してきた。うれしいコトに、予約もなしで、もちろんTGVじゃない。しかも、先生が、赤ワインとサンドウィッチ・ジャンボンを買ってきてくれるらしいのだ。

＊　＊　＊　＊　＊

発車と同時に、いつもの〝音〟をバックにした車内放送独特の「アナウンス」が聞こえてきた。北駅を出てしばらくすると車窓の風景はパリではなくなる。九〇分かけてのアミアンまでの旅。窓からの景色は何とも言えない。しかも、赤ワインとサンドウィッチ・ジャンボン付きである。ソコには、先生の友人が待っているらしい。先生の友人はもちろん医師ではあるが、アミアンの世界遺産、大聖堂保存のためのアソシアシオンの偉い方だということである。

「さあ、着いたぞ。降りよう。カレまでは行かんよ」

「はい」

キャスケットを被った、船乗りのような、先生の友人がホームまで迎えに来ていた。真っ白な髭は伸ばせるだけ伸ばしたような感じだった。ロベールはとてもうれしく、何のためにアミアンに来たのかを忘れそうになっていた。


「はじめまして。ロベールといいます」

「こちらはノール先生だ」

「オノレ君。いい後継者が出来たみたいだな。想像力に満ち溢れていそうだ。そう。そう。まだわずかだが、こちらでも、君の想像通り始まったようだ」

「やはり、そうですか」


アミアンでは、未だ、「意味づけ段階」に近いのかもしれないが、パリのロベールたちにとっては、ソレは出来ごとの「再生産段階」なのかもしれないと示唆され、ロベールは、自分自身が何とも言えない興奮状態にあることに気付いていた。わずか一週間程度で、「何か」が一巡したような「再生産段階」を感じさせる環境が、パリの医師ロベールには提供されていた。しかし、アミアンに情報交換に来たロベールという、今、ココ、アミアンにいる若い医師ロベールにしてみれば、ソレは、未だ、始まったばかりの「意味づけ」という程度の段階でもある。フランス全体ではどうなのだろう。とはいっても、未だ、新聞記事にはなっていなかった。

　ノール先生との簡単な情報交換を、サン・ルー地区のカフェで済ませ、お土産のマカロン・ダミアンとワインと栓抜きを頂いて、パリの北駅行きの列車に乗った。一体、どの範囲の人たちが気付いているのか。「誰」が気付いているのか。もし、「誰か」が「何か」に気付いているとしても、その人たちは、一体、「何」を、どういう「意味付け」で気付いているのか、が気になっていた。「具体性とそれの抽象化」の整理が、ロベール個人の中では出来ているとしても、はたして、行政としてはどうなのだろう、と、考え込もうとした直後、ロベールは、自分が、何故、行政のコトを考えたのか、が、気になった。直後、ロベールは、自分が、「出来事」について、「坂道」、「経路」、「行政」、というように、「空間」という「形態的要素」のサイクルについて考える「型」を維持し続けているコトに気がついた。

＊　＊　＊　＊　＊　＊

「試してみたいのですが」
「ロベール君、来ると思ったよ」

「気が付いておられたのですか?」

「うすうすだがね」

「気になっているのは、「人びとの関係」と「規範意識」との配置の「ありよう」です」

「そうはいっても、実際には、多様だし。当たりは付けにくいぞ」

「少し時間をください」

とりわけ、生じた「困りごと」が浸透してきたり、広がりを持ってきたりしてくると、ソノ「困りごと」は、「困っている個人・個人」の個別のコトとしてだけでなく、「関係」の中で思考されることになるものだ。ひょっとしたら、自分たちは「何か」を前置して対応を急いでいるのではないか。「ぽっぺた」をくっつけることがあれだけ好きなパリ人は、まだ、「責任」、「意思」についての感覚を「変容」させていないのであろうか。ココまで考えて、再び、ロベールの思考は立ち止まった。議会が何らかの法律を作ったり、役所が対策を立てたりするコト自体は、ソレはソレで「事実」としてあったとしても、ロベールの「考え方」にとっては、「考え方」の中心に位置するものではない。「何か」を理由として、人びとは接触しなくなるのではない。「何か」を理由として、人びとは自由に出歩かなくなるのではない。事柄は逆で、接触しなくなる、自由に出歩かなくなる、という、そのことが、自分たちに「何か」の存在を教えてくれるのだ。

　ロベールは、もういちど、九区に集中して、人びとの会話や「議論」の組み立て方法に近づいてみようと思った。コレについては、ロベールは苦手ではない。ただ、どういう訳だか、一〇日間程度、ロベールはこのようなコトを考えていなかっただけなのである。「空間」としては、まずは、九区に限定して、翌日から、得意のカフェ巡りと、聞こえてきた会話のメモ帳記録である。

　実施し始めた直後に気が付いたことは、ソレがごく限られた人びとの会話の中にしか存在せず、しかも、人びとの会話の中では、熱、脚、壊死、という、言わば、「単語」で留まっているものの、「ソノことば」は頻繁に使用されており、だからといって、「議論」が構造化されているわけではない、ということであった。それなのに、どういう訳だか、スーパーからは長靴が消えていた。

　取り掛かったばかりであったのに、これという成果もあげられそうにないような気がしていた。とはいっても、苦手な「方法」でなかったことから、投げ出すコトはせず、次の日は、メトロのカデ駅の近くの花屋の先のカフェに入ってみることにした。

「長靴が欲しいんだけど」

「私は五人分買えたわ」

「一つ売ってくれないかな」

「いいわ、あげるわよ」

「うれしい。でも、どうして五人分?」

「だって、底に穴があいたら困るでしょ」


ロベールはとてもうれしかった。ココに「何か」があったからである。正しいかどうかは別として、会話の流れを組み合わせてみると、高圧水による坂道の掃除によって犬の排泄物が坂の下の方に流され、ソノ汚水が何らかの拍子に脚に付着し、結果として、脚の痛みになってゆく、という構造のようだ。「形」だけでいえば、ロベールの想像と似ていたが、その人たちが、何故、そのように考えるに至ったのかの理由こそが、知りたいことであった。会話に割り込んで「議論」をしたかったのだが、そうしてしまうと、当初の目論見が達成できない。「科学性」とは、一体、何なのだろうと、ロベールの思考は立ち止まってしまった。

坂の途中のあらもの雑貨屋でも長靴はなくなっていたし、さらに上のスーパーでも、長靴はなくなったままであった。店員にとっても、理由は、表向き、謎らしい。謎解きのようだが、「議論の構造」という点でのサイクル化が見え隠れしていた。

＊　＊　＊　＊　＊

人びとにとっては、「何か」が無くなったら困る、そういう状況らしい。ソノ「何か」にあたるものが、「マスク」ではなく、そして、「コンドーム」でもなく、「長靴」なのである。この時点でのロベールは、「経路」と「空間」を追いかけていた一〇日前のロベールではなくなっていた。一部の地域と行政の一部だけが、名称がまだ無い「コノ出来事」のコトを、「普通名詞」としての「何か」として知っていた。

当然のことであるが、ロベールは、「議論の構造」のサイクルに留まらずに、「ことば」のサイクルも気になっていた。どのように命名されたとしても、命名されたその名称は「固有名詞」でしかない。ところが、その「固有名詞」で呼ばれることになった「普通名詞」としての「何か」が、ある時に、何らかの拍子に、「意味の付着した固有名詞」となってしまうのである。もちろん、そのようになったソノ状態はソコに留まることはしない。

「まだ、命名しないのですかね」

「普通名詞と固有名詞。固有な具体的な表現に、とても困っているのだろうな」

「脚壊死長靴症候群？」

「よしなさい」

「申し訳ありません」

「部長。固有名詞と普通名詞。そして、「具体性とその抽象化」ですよね？　過去の事例を見てみませんか？」


少し重労働ではあるものの、議事録、新聞、文学作品等など、「ことば」についての「材料」は幾らでも揃っている。悩みは、むしろ、ウィトゲン・シュタイン、オースティン、クリスティヴァ、クワイン、ソシュール、チョムスキー、ニーチェ、ハイデッガー、フッサール、ベンヤミン、ミシェル・フーコー、ラカン、ロラン・バルト、等など、「材料」をさばく際の「工具」であった。

＊　＊　＊　＊　＊

過去の主な資料のリストについては、三日間で作成できた。実際に印刷すると研究室の棚に入りきれないほどになる。それらのうちから、目星をつけたものについて、アーカイブ化して深く入ればそれほどのコトではないような気持ちになっていた。ただし、「方法」

に見られるサイクルとでも「表現」できそうな、ロベールの捨てきれないこだわりが、作業の邪魔をすることがあった。そのこだわりとは、ソモソモ、自分が考察している「対象」とは、一体、「何」の「何」であるのか？　から始まって、「論理」、「分類」、「理解」、そして、「説明」というステップで考察されなければならない、というものであった。

＊　＊　＊　＊　＊

　ロベールは、この二週間のことを振り返りながら、自分が、まるで、アルベール・カミュの（作品）「ペスト」に出てくる「医師リウー」の位置とすごく似ていると感じていた。はたして、役人、グランは、ここに出てくるのか？　も気になっていた。そして、〝ここに「感染症」がある〟とは、ひょっとしたら、このようなコトなのではないか、と、思っていた。ロベールは、全てがスタート地点に戻ったような不思議な感覚に浸っていた。

　その後、ロベールの周りがどうなったかはわからない。

物語Ⅱ　〝考え・続けた・彼〟

一九六＋年＋月　京都

ソモソモ、「考えるというコト」とは、一つは〈「部分」と「全体」〉を意識した考察であり、もうひとつは〈「固有名詞」と「普通名詞」〉を意識した考察であり、そして〈「静態像」と「動態像」〉を意識した考察であり、さらには、〈「特殊性」と「普遍性」〉を意識した考察、等などとなるのであろう、と、彼は思い込んでいる。そのことを上手く「表現」することができる「事例」がないものか、そして、それが上手く見つかれば、ソレを使って、何かを「表現」出来ないものか、と、いつも悩んでいる。ひょっとしたら、自分は、「考える」ということから逃れられない、そのような「病」に罹患しているのかも知れない、と、彼は思っていた。

具体名を付された、個々の、様々な「伝染病」は、「伝染病」として、等しく語られるのか？　それとも、「伝染病」であっても、何らかのモノについては、「語られ方」は異なるのか？　実際は、後者に近い「形」をとっているのであろう、と、言いたいところであるが、必ずしも明確ではない。そして、「傳染病豫防法」（明治三〇年　法律　第三六号）が存在していたのにもかかわらず、ソレには統合されずに、「傳染性の疾病」である「性病」に対応する「性病予防法」（昭和二三年　法律　第一六七号）が独立的に存在していたことも、彼は気にかけている。[1]とはいっても、具体的に生じたそのような「結果的なコト」は、彼にとっては、中心的な「問い」ではなかった。包括的な性格を有するような「傳染病豫防法」を考える「対象」とするコトが、たとえ、あったにしても、彼の頭を支配し続けたのは、そのような「問い」ではなかったのである。なぜなら、そのような具体的なコトは、実際問題として、政策上、どのようにでも片付けられるものである、と、考えていたからである。

「傳染病豫防法」にいう「虎列刺」に罹患するコトと、「性病予防法」にいう「梅毒」に罹患するコトとでは、同じく、「伝染性の疾病」に「罹患した」と「表現」されるにしても、「罹患した」という「出来事」ソレ自体の「意味」が異なるのではないか、と、彼自身は、長い間、思っていた。とはいっても、ソノ差異は、「病原体」が、どうだ、というような、「科学的」な意味においてというようなコトではなかった。

一九六＋年＋月　京都

彼の頭を支配していたのは、名称を付与された個々の具体的な「伝染病」であれ、包括的な意味で使用される「伝染病」であれ、「伝染病」という「ことば」を使用して「表現」されているモノやコトを、私たちが、どのようなモノやコトを介して「認識」しているのか、ということであった。たとえば、「伝染病」が蔓延しているという具合に「表現」されているコトを、自分たちは、一体、どのようなコトを介して「認識」しているのか、というようなコトを考え続けているのである。

そのようなことばかり考えていたので、趣味としている音楽の会話の場面でも苦労していた。「ビートルズ」と「リバプールサウンズ」なら、それらが、「固有名詞」と「（固有名詞的）普通名詞」であることから、「考え方」の進行方向は、はっきりしている。ところが、音楽仲間である友人が、「マージ―ビーツ」と発言したら、それは、もう大変なのだ。なぜなら、イギリスには、「固有名詞」としての「マージ―ビーツ」という名称のグループが存在していたが、同時に、コード進行やリズムなどが一種の独自性を持っている、そのような類似した様々な楽曲をまとめて「普通名詞」的に「マージ―ビーツ」と「表現」されることもあったからである。趣味は音楽であるが、たまには、映画館に出かけていた。新京極で「私が棄てた女」を観たし、「イエロー・サブマリン」も観た。高倉健さんが玉井金五郎を演じた「日本侠客伝　花と龍」も観た。そんな彼も二十歳を過ぎ、「小さなスナック」という名の「小さなスナック」でよく飲んでいた。

木曜日の一六時過ぎ、授業も終わり、その日も図書館に寄って「伝染病」関係の本を二冊借り、市電の二二番に乗って、白梅町で降りて、アパートまでの途中にある「小さなスナック」という名の「小さなスナック」に、その日も立ち寄った。歩きながら、「出来事というもの」について、〈「部分」と「全体」〉を意識した考察をし、〈「固有名詞」と「普通名詞」〉を意識した考察をしていたので、テキーラを、すでに数杯飲んだようにフラフラしながらの入店である。騒がしい時代でもあったが、白梅町あたりは静かなものであった。

彼が図書館に寄ったのは、「らい予防法」という名称の法律が、将来、どのようになるかを考えていたからである。(2) もちろん、遠藤周作の作品も読んではいた。彼は、多分、例えば、「ハンセン病予防法」というように呼称を変えるのだろう、と、根拠もなしに思っていた。

「私が棄てた女。きつかったなー」

「まだ観てないけど。次の休みに行こうかな」

「ワシなー、中身、どんなんか知らんで、いってしもたんや。そしたらやなぁ、中身が、伝染病となぁ、マルクスと資本主義社会と絡まってなぁー」

「ストップ、ストップ、内容、言わないで」

「こんばんは。すごくにぎやかですね」

「映画の話や」

「イエロー・サブマリン？」

「おしい」

「わたしが・棄てた・女？」

「おっしー、映画やで、映画」

「ナカグロ無しの、私が棄てた女？」

「すごい!!あったりー。なんでわかったん？」

「たまたまですよ」

「すごいな〜」

「伝染病」関係の本を隠すように置いて、彼は、いつものように、瓶ビールから飲み始めた。有線からはパープル・シャドウズの「小さなスナック」が流れていた。「小さなスナック」という名の「小さなスナック」でパープル・シャドウズの「小さなスナック」か。〈「固有名詞」と「普通名詞」〉を意識した考察であるコト、とは、我ながら、よく言ったモノだと自画自賛していた。「小さなスナック」という名の「小さなスナック」では、彼がどこかの大学の大学生であるコトまでは知られていたが、具体的に、どこの大学生であるのかは知られていなかった。長髪で、不精髭を生やしており、紺色のキャスケットをかぶっていたが、その頃はそのような出で立ちの人たちが溢れていたので、特に、デザイナーさん？　だとか、映画関係の方？　だとかになっていることはあまりなかった。ところが、どういう訳だか、先生!!と呼ばれることはあった。

有線の曲は、岡林信康の「山谷ブルース」に変わっていた。

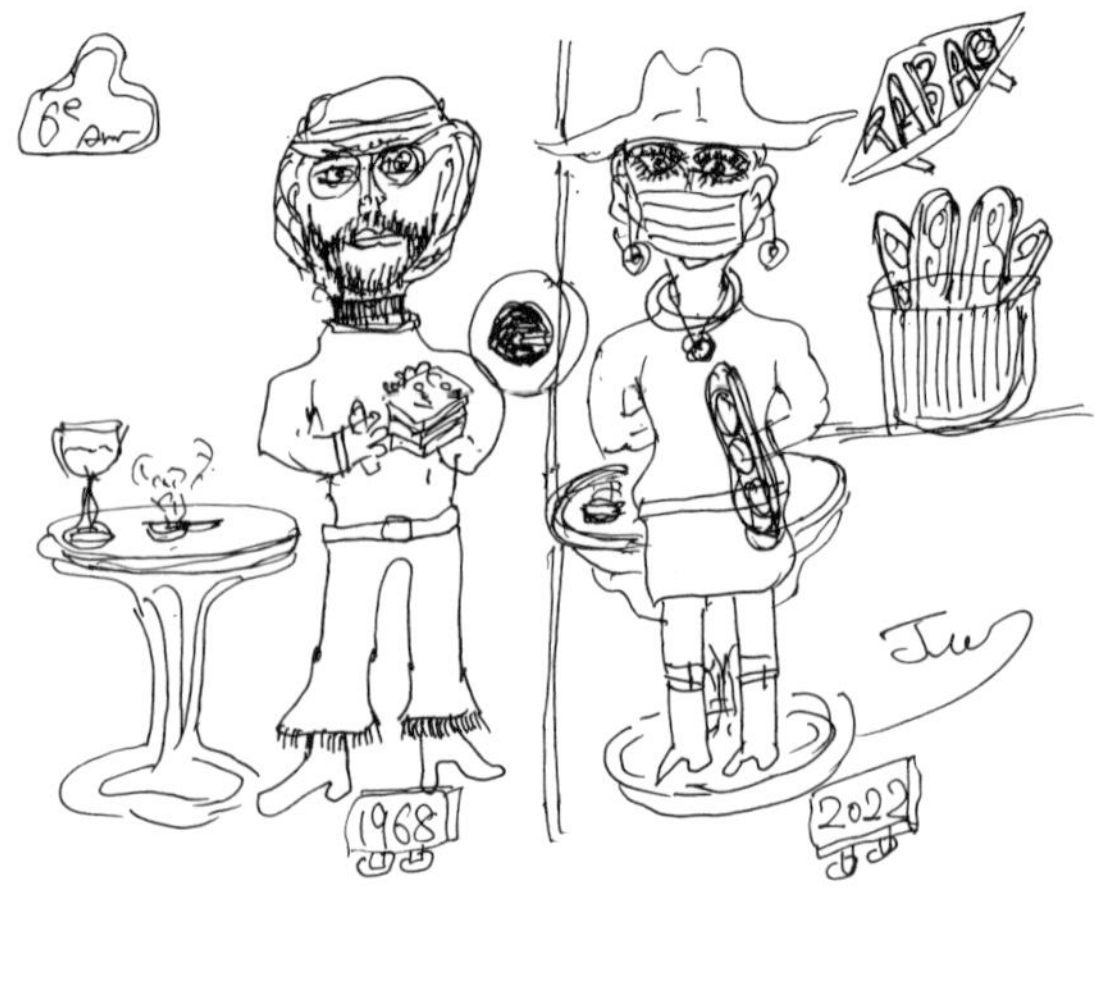

「最近、詩を書いてないの？　先生‼」

「あれは半年前にやめました」

「詩、書いとったん？」

「街で、八坂で、サーチライトに照らされて、裸足で立って、尺八をバックに、大声で読んで、投げ銭をもらっていたのよね」

「ラジオも？」

「それはありません」

「八チャンネルは？」

「やめて下さいよ」


時間をかけて瓶ビールを飲み終えて、いつものように、チョコレートとブラッディ・メアリーをもらうことにした。伸びたツメにチョコレートが入らないように、小さな銀色の山のようなチョコレートの銀色包み紙をはぎながら、〈「固有名詞」と「普通名詞」〉を意識した思考に、一人で入り込んでいた。

有線の曲は、佐良直美の「世界は二人のために」に変わっていた。

いつものようにいい気分に酔ってアパートに着くと、ポストに友人からの手紙が届いていた。その友人は理科系の大学に行っており、将来、電気関係の自営業を営む予定であるらしい。部屋に入って読んでみると、調べて欲しいコトがあるそうである。調べて欲しいコトとは、〈「静態像」と「動態像」〉を意識した考察と関係していることだと、丁寧な文面で書いてあった。翌日は金曜日で、履修していた授業がないことから、返事は翌日、大学の図書館で、丁寧に書くこととした。「オープンリール」の「テープレコーダー」のスイッチを入れ、「シャドウズ」の「アパッチ」を聴きながら、何から手をつけようか、と、布団に入って悩んでいたが、まあ、図書館で何とかなるだろうとばかり、寝てしまった。

一九六十年十月　京都

「おはようございます」

「おはようございます。チョット眠たそうですね？」

「分かりますか？」

「分かりますよ。少しだけ。調べ物ですか？　今日も？」

「はい、少しだけ。友人に頼まれて。中身はさておき」

「教えて下さいよ」

「普通名詞でいうと伝染病です」

「でも、伝染病にはイロイロあるでしょ?」

「性病です」

「……」


友人からの手紙によれば、近い将来同業者になる予定の先輩につれられて、先日、家屋の解体現場に行ったそうである。処分された様々な紙くずの中に「花柳病豫防法」と題する小さな印刷物があり、手に入れたということである。読んでみると、とても面白く、昭和二年に、どういう背景があって、「花柳病豫防法」という名称の法律が出来たのか、そして、後に「性病予防法」という名称の法律が出来上ったのはなぜなのか、を、知りたいという、すごくまじめな依頼であった。(3)

「花柳病豫防法」が制定されたコト、後に、「性病予防法」が制定されたコト、という、それらの「出来事」は、一方では、瞬間、瞬間の「静態像」として、「二つの出来事」として「認識」されることになる。しかし、「性病予防法」が制定され、「花柳病豫防法」が廃止されたというように、この「二つのこと」が制度的な流れとして捉えられて、「一つの出来事」として「認識」されるということもある。とりわけ、後者の場合、「伝染病」としての、という、抽象化過程を介して、「花柳病豫防法」と「性病予防法」が「認識」されている、と、彼は考えていた。

図書館の司書さんとの会話のように、「普通名詞でいうと伝染病です」のあとに「性病です」と言ってしまった場合、なんとも言えないような感じになってしまうのは何故なのか、が、「答え」ではないか、というような返事を書こうとしていたが、それにしても、それでは、あまりにも安直な答えであると思いながら、とにかく書き始めた。

「普通名詞でいうと伝染病です」、「でも、伝染病にはイロイロあるでしょ?」、「性病です」というような、会話の瞬間、瞬間は、ソコだけを切り取ると、それらは独立した「三つの静態像」となっている。そうはいっても、全体としては「一つの流れ」のように動いている。では、「普通名詞でいうと伝染病です」を省略して、いきなり、「性病です」としたらどうであろうか、などと書いてはみたものの、これでは便箋何枚書いても、「表現」したいコトは「表現」できそうにない。仕方なしに、次の夏休みに、旅行を兼ねて、資料をもって佐賀に行くから、もう少し待っていて欲しい、という返事を書いた。持参しようと考えていた資料は、例えば、『第五十二回帝國議會　衆議院未成年者飲酒禁止法中改正法律案委員會議錄(速記)第七號』というようなものであった。湿式のコピー代が高くついただけで、資料を集めるのには、全く苦労しなかった。

一九七＋年八月　佐賀

「元気ね？」

「はい」

「久しぶりやね」

「暑かねー」

「きょうは、まだ、よかほうばい」

「飲むやろ？　資料は後で渡すけん、よかろ？」

「よか、よか」


二人は、とりあえず、駅の近くの店に入った。店の有線からは、〝いしだあゆみ〟の「あなたならどうする」が流れていた。持参した資料の包みは友人に渡されたが、なつかしい話が、次から次へと途絶えることがなく、その日は、込み入った話は避けることにした。

翌日、彼は、折角だからということで、約束の時間の前に、少し散歩をしてみた。佐賀を離れてわずか三年程度しか経っていないのに、あのアーケードの近くの舞台で、ヘフナー・モデルのベースギターを弾いたなぁ。一曲目は、「急がば廻れ」だったか、「パイプライン」だったはずだ、なんて、銀天夜市のなつかしい想い出がこみ上げてくる。高校の仲間で作ったバンドの名前は「ザ・チェインズ」だった。神社を左にしてアーケードに近づくと、道路の右側の本屋は、まだ、あった。その本屋で、毎月、音楽関係の雑誌を買っていた。アーケードに入る手前の左側に、なつかしいレコード屋を見つけた。少ない小遣いでドーナツ盤を買って、お店の人と「FEN」や「ビルボード」の話をして、たまに、大きなポスターをもらっていた。その左側のお堀りの近くの映画館は、まだ、あった。ビートルズの「ヤァ！ヤァ！ヤァ！」、「ヘルプ」、そして、クロード・チアリのギター、「夜霧のしのび逢い」が蘇ってきた。


「カタカナと旧漢字が多して」

「大変だったですか？」

「ばってん、面白か」

「どんなふうに？」

「上手くいいえんばってん、面白か」

「それはよかった」

転勤族の子供であった彼は、中学校の最終学年で、その友人と出会っていた。どういう訳だか、その友人とは永く付き合えそうな気がしていた。友人は彼の話を嫌がらずに聞いてくれた。

　総称的な「伝染病」の中で、幾つかは「特別な何か」とされていたのではなかったのか？という思いが、彼の頭から離れなかった。同じく「伝染病」といわれているにしても、「虎列剌」や「ペスト」といった、「伝染する」という「意味」以外のものの付着が少ないように思えるモノと、「梅毒」や「りん病」とは、「何か」が異なるのではないか？　と、当時の彼は思っていた。そして、異なるモノといっても、上手く説明はできないものの、「病原体」が異なるというレベルの話ではない、と、自分自身が思っているというコトについて、彼は、自分で気づいていた。彼は、〈「家」制度〉や、いわゆる「タブー」との関係での「意味付与された病」の位置が、そして、「伝染経路」と「宿主」との関係で、「病」の位置というものが気にかかっていたのである。

二〇二＋年＋＋月　福岡

　彼は、四年前に退職していた。そんな彼のもとに、突然のように、佐賀で自営業を営んでいる友人からの「お会いしたいのですが」という連絡が入った。「何だろう」と思いながらも、彼は、都合をつけて会うことにした。再会の日、驚いたことに、その友人は、五十年以上も前に、彼が夏休みに持っていった資料を再コピーして持ってきていたのである。


「再コピーせんと、湿式コピーはすぐ消えるけん」

「しかし、よー、持っとったねー」

「まだ気になっとーとよ」

「何が？」

「アレたい」


〈「静態像」と「動態像」〉について考えていた友人に、ソノコトを考える材料として、五十年以上も前に、彼が提供した資料であった。彼は、そのことについて、少しずつではあるが、思い出していた。五十年以上も前の一九七＋年八月の時点で昭和二年のモノを読んでいるのと、同じ資料を二〇二＋年に読んでいるのとの関係について、彼は、「伝染病」という用語と「感染症」という用語を気にかけながら、思い切って、友人に問うてみた。だからといって、彼自身がソレについての「答え」を持っている訳ではなかった。彼自身は、むしろ、「主体」、「出来事」、「対応」、というような「形態的要素」に関係する「考え方」に関心を持っており、その関心の方から〈「静態像」と「動態像」〉を捉えようとしていた。


「主体を材料に考える？　それとも出来事で？」

「出来事にしてみようか」

「分かった、そいばってん、結構、大変よ」

「わかっとっちゃ」

「まずは、感染した、という出来事やね。そして」

「まだあると？」

「ある、ある。隔離、行動制限、費用負担、医療体制」


「出来事」として見た場合、ソレを「感染」に限定したとしても、「花柳病豫防法」における「花柳病」に感染したという「出来事」と、「性病予防法」における「性病」に感染したという「出来事」とでは、はたして、「出来事」は同じなのであろうか、それとも、異なるのであろうか、ということが「問い」になっている。とはいっても、「病原体」がどうだ、だとか、法律の条文の文言がどうだ、だとか、というコトでは、もちろん、ない。制度的には、制定時の「花柳病豫防法」における「花柳病」が、「黴毒」、「淋病」、「軟性下疳」という具合に複数あり（第一條）、制定時の「性病予防法」における「性病」も「梅毒」、「りん病」、「軟性下かん」、「そけいりんぱ肉芽しゅ」という具合に複数ある（第五条）ことから、「花柳病」という「ことば」も、「性病」という「ことば」も、呼称として、ソレ自体は、「固有名詞」的性格と「普通名詞」的性格を併せ持ったモノではないか、と、彼は思っていた。なぜなら、「花柳病」（という「ことば」）も「性病」（という「ことば」）も、総称的な「伝染病・感染症」という「ことば」と具体的な個々の「病名」に挟まれた存在である、と、思っていたからである。

「出来事」とは、ソコだけを見ていても見えるものではないというコト、そして、常に、「質問」を投げかけていないと、史料・資料、印刷物というものは何も答えてはくれないというコトを、彼は、若い時から、一貫して感じていた。[4]

二〇二＋年＋＋月　福岡

平成一〇年、それまでの「傳染病豫防法」（明治三〇年　法律　第三六号）の後を受けて、「感染症の予防及び感染症の患者に対する医療に関する法律」（平成一〇年　法律　第一一四号）が出来たコトによって、「感染症」が「分類・整序」され、多くの「感染性の疾病」がソノ中に統合されることとなった。ただし、「結核予防法」(昭和二六年　法律　第九六号)は、ソノ時点では統合されずに、独立して、「結核予防法」として残存することになっていた。

「この理由、想像でくるネ？」

「そがんこと、急に聞かれても、分からんよ」

「もうひとつ、議事録ば、みてみろうか」

ソノ資料は、「感染症の予防及び感染症の患者に対する医療に関する法律」との関係で、独立的に残っていた「結核予防法」を「感染症の予防及び感染症の患者に対する医療に関する法律」に統合させるコトを巡る議論についてのモノであった[5]。

彼がいうには、とりわけ、注目すべきは、「結核予防法を廃止して感染症法に統合することによって、社会的な差別また偏見を生む懸念があるのではないかと思っております。」という発言や、「結核予防法を廃止して感染症法に入れたことで要するに人権問題を防ぐとありますけれども、逆に、感染症法にすべてを含んじゃっているので人権問題が生じるおそれもあると思いますので」という発言に見られるように、感染したという「出来事」が、

①「結核」という「固有名詞」的なモノに感染したということと、②「感染症」としての「結核」という「普通名詞」的性格のものに感染したということと間で揺れているコトについて、ということであった。

友人は、彼に、「花柳病豫防法」における「花柳病」に感染したという「出来事」と、「性病予防法」における「性病」に感染したという「出来事」との関係について、鋭い問いかけをしてきた。

「花柳病豫防法」から「性病予防法」への改正に当たってなされた「議論」の記録は、何も考えていなければ、見過ごすようなものではあるが、彼と友人の間でなされている「議論」に関していうならば、それは、実は、注目度の高い発言が議事録に残されているということであった。たしかに、時間をかけて、何度も読んでみると、発言の中にあるのは、一部の「特定の人びと」に関係する「花柳病」というモノから、「国民全体」に関しての「性病」という、「主体」(=誰が)に関するコトが、思考の根底に潜んでいるコトに気づくことになる。(6)

細かいところに入っていけばきりがない。二人は、それを楽しむかのように、次なる「問い」に突き進んでいった。「問い」は、「出来事」(=どういう場合に)に関するものでもあり、「対応」(=どのようになされる)に関するものでもあるが、それ自体は、極めて、単純なものである。具体的にいえば、「花柳病豫防法」の施行されていた時に「黴毒」に感染し、制度的に「対応されていた」人がおり、その後、治療継続されていた時に、法改正があった場合、「対応されていた同一の人」は、果たして、「性病予防法」施行後の「梅毒」にも、患者としての「対応」は継続してなされるのであろうか、という形式の、極めて、単純な「問い」である。「答え」を「YES」にするにしても、「NO」にするにしても、制度的な意味での説明は、それほど難しいものではない。彼が考えていたことは、そのような制度的な次元のコトではなかった。そして、彼が考えていたのは、「黴毒」と「梅毒」とは、「病原体」が同じであるから、というような、いわゆる、「科学的」な次元のコトでもなかった。

＊　＊　＊　＊　＊

友人の持ってきた再コピーには、オレンジ色のマーカーでマークがしてあった。資料を友人に渡した彼も、同じようなところが気にかかっていた。それは、「公娼」と「私娼」、そして、「花柳病」に関係する発言の箇所であった。マークされた箇所には、「先ヅ第一ニ私ハ我國ノ賣淫制度ノ根本ニ對シ政府ハドウ云フ御考ヲ持ッテ居ラレルカ、其第一トシテ公娼以外ノ所謂私娼ニ對シテ、政府ハ之ヲ放任シテ置ク積リデアルカ、又ハサウ云フ者ヲ成ベク少クスルト云フ考ヲ持ッテ居ラレルカ……（中略）……我國ノ現制度ニ於テ業態上花柳病傳播ノ虞アル者ト云フノハ公娼以外ニナイ規則ナノデアリマスガ、本會議デハ大體私娼ノ爲ト云フ政府ノ御答辨デアリマシタ、斯樣ニ政府ガ事實上私娼ノ存在ヲ認メテ居ル以上ハ、寧ロ是ハ豫防ノ目的ヲ達シヤウトスルナラバ、私娼ヲ公認シテ登錄デモスルヤウナ方針ヲ執ル方ガ宜クナイカ、公娼デアルナラバ相當ノ取締ノ規則ニ依テ、豫防ノ目的モ或程度マデハ達シ得ラレルヤウニ思フ、政府ハ此私娼ナル者ヲ事實ニ於テ認メテ居ル以上ハ、之ヲ此儘ニシテ將來モ放任シテ置ク積リデアルカ」とあった。(7)

＊　＊　＊　＊　＊

〝考え・続けた・彼〟は、「正答」のないような友人との会話を楽しみながら、自分たちがしている「考えるということ」の「対象」となっていることを「ことば」にするなら、それは、多分、〝ここに「感染症」がある〟というようになるのであろう、という思いに浸っていた。

（1）現代的に言い換えるとすれば、例えば、「感染症の予防及び感染症の患者に対する医療に関する法律」（平成一〇年　法律　第一一四号）において「感染症」とされるモノが「何」であるかは、「感染症の予防及び感染症の患者に対する医療に関する法律」に分類され明示されている。

ここに限定するとすれば、例えば、全ての「感染症」がそれに含まれているのであろうか？　という、形式的な「問い」が出てくる。実際のところ、例えば、「結核予防法」のように、この法律が出来た後であっても、しばらくは、「感染症の予防及び感染症の患者に対する医療に関する法律」に統合されずに、「独立的」に存在していたものは存在していた。では、「結核」は「感染症」ではないとされたのか？　そうではない。「感染症の予防及び感染症の患者に対する医療に関する法律」は、制定時、その第六条で、「この法律」で「感染症」とは、「一類感染症、二類感染症、三類感染症、四類感染症、指定感染症及び新感染症をいう。」としており、そこにおいて何が「感染症」とされるかは、どうにでも加減されるものである。なお、「感染症の予防及び感染症の患者に対する医療に関する法律」が制定、施行されたことにより、①傳染病豫防法（明治三〇年　法律　第三六号）、②性病予防法（昭和二三年　法律　第一六七号）、③後天性免疫不全症候群の予防に関する法律（平成元年　法律　第二号）は廃止された。

（2）　昭和二八年の「らい予防法」（法律　第二一四号）の制定、施行により、「癩豫防ニ關スル法律」（明治四〇年　法律　第一一號）は廃止された。そして、その「らい予防法」は「らい予防法の廃止に関する法律（平成八年　法律　第二八号）の制定、施行で廃止されている。

（3）　昭和二年の「花柳病豫防法」（法律　第四八號）、そして、昭和二〇年「花柳病豫防法特例」（厚生省令　第四五號）の後、昭和二三年に「性病予防法」（法律　第六七号）が制定、施行され、これにより、「花柳病豫防法」（昭和二年　法律　第四八號）、「花柳病豫防法特例」（昭和二〇年　厚生省令　第四五號）は廃止された。

（4）　マルク・ブロック（高橋清徳訳）一九七八（昭和五三）年『比較史の方法』、創文社、の『訳本』の一〇頁には「……諸現象は解釈される前に発見されなければならない。……」「……史料は証人である。したがって、大部分の証人がそうであるように、それは質問をうけなければほとんど何も語ってはくれないのである。困難は問題表の作成にある。」という記述がある。まるで蜘蛛の巣のような状態である脳神経で、知覚を介して得られた何らかの情報はどのようになるのか……という、この［物語］にでてくる、「彼」の方法に大きな指針を支えてくれた「一冊」としておこう。

（5）　具体的には、新井委員（当時）と外口政府参考人（当時）による、以下のようなやり取りがなされていた。第一六五回国会　衆議院　厚生労働委員会　第六号　平成一八年一一月一〇日（国会会議録検索システム二〇二二年七月七日アクセス）。なお、『この本』で国会会議録検索システムを利用した場合、以下では、①利用したこと、②アクセスした年月日、のみを掲示することにする。

新井委員　次に、感染症法に統合される結核予防法についてお伺いいたします。我が国は、先進国の中では結核の罹患率が高く、中蔓延国に位置づけられており、我が国において結核対策に関する法制度の必要性には変わりないと思いますが、結核予防法を廃止して感染症法に統合することによって、社会的な差別また偏見を生む懸念があるのではないかと思っております。特に、ハンセン病等に対する偏見、差別を助長し、多くの苦しみを与えた歴史があるわけでありますので、この人権問題などについてはどのように対応していくのか、お伺いしたいと思います。

外口政府参考人　感染症は、その疾病の性格から患者への差別、偏見を生みやすく、人権の保護については十分に尊重する必要があります。このため、今回の改正において、必要最小限度の措置を講ずる旨の原則を明記、就業制限や入院勧告等に関する感染症診査協議会の関与の強化、入院勧告の際の適切な説明、入院延長に関する意見聴取手続や入院に関する苦情の申し出制度の創設等の感染症の患者の人権の尊重に関する規定を設けたところであります。なお、結核予防法については、患者の人権上、手続が十分ではなかったことや、特定の感染症の病名を冠した法律は差別、偏見の温床になるとの指摘があったところであり、こうした御意見も踏まえて、これを廃止して感染症法に統合することとしたものであります。感染症法の施行に当たっては、こういった考え方についての関係機関への周知も含め、これらの規定の適正な施行に努めてまいりたいと思います。

新井委員　そうですね。結核予防法を廃止して感染症法に入れたことで要するに人権問題を防ぐとありますけれども、逆に、感染症法にすべてを含んじゃっているので人権問題が生じるおそれもあると思いますので、そこら辺のことはしっかりと国としても対応していただきたいと思っております。結核は国内最大の感染症であるということと、結核予防法に関しては、きめ細かな健康診断や外来医療に対する適切な医療の規定など、結核対策の規定がありますが、感染症法にはこれらの規定をどのようにしていくのか、お伺いいたします。

（6）　第二回国会　参議院　厚生委員会　第一一号　昭和二三年六月一二日（国会会議録検索システム二〇二二年七月七日アクセス）。これ以前、昭和一五年一二月一三日の『朝日新聞』（夕刊）一頁には「性病豫防に萬全　新に單行法規を制定」とあり、昭和一六年一月一八日の『朝日新聞』（朝刊）の記事は「家庭を清浄な空氣で包め　性病法案に御婦人たちの意見」としている。なお、新聞記事中にある「性病豫防法改正に關する諮問答申案」の「性病豫防法」と記された部分は「花柳病豫防法」の間違いであろう。新法は出来ず、結局、「花柳病豫防法」は、戦後の「性病予防法」制定まで存続することになる。戦後の法案が出来つつあるときの新聞記事の見出しは、例えば、①「結婚には互いに診断書　感染させた者は告訴まって懲役か罰金　近く決る〝性病予防法〟」（『朝日新聞』昭和二二年八月三一日（朝刊）二頁）であり、②「民族浄化性病予防法　結婚と妊娠診断」（『讀賈新聞』昭和二三年二月二八日）であった。

（7）『第五十二回帝國議會　衆議院未成年者飲酒禁止法中改正法律案委員會議録（速記）第七號』付託議案　花柳病豫防法案（政府提出）　昭和二年三月八日　四ページ（加藤委員（当時）発言）。

物語Ⅲ　いつもの風景から

一九〇＋年一〇月　熊本

「書き物」を仕上げるために、お城の近くの宿に投宿した私であった。東京を出て、京都、大阪、下關、關門海峡、門司港、熊本という長旅の後、疲れもあって上手く進みそうにもないので、その日は夕刻を待たずに街に出て、本妙寺近くの適当なところにでも入って一杯やることにした。もちろん、私を知っている人は誰もいないであろう。縛られない、何ともいえない、久しぶりの自由な「時間」と「空間」であった。

「すみません。熱燗を」
「肴は何がヨカネ」

「ココのお勧めをお願いします」

早い時間帯ではあったが、店は飲み客でにぎわっていた。徳利が熱すぎたのか、隣の席の客が徳利を落としてしまった。右手を包帯で巻いており、上手く徳利を持てないような手つきだったことから、徳利を拾ってやろうとした。

「よか、よか、せんでよか。自分でできるケン」
「ハッ、ハイ、すみません」
「なんでん、自分でできるケン、助けはイランと」

何年か前、同じような時期に投宿したが、その際の低額の宿泊料金と使い勝手の良さから、今回も、お城の近くの宿に長居をする予定である。そろそろ、月見、祭り、だということで、さぞかし、宿屋もガサガサしているだろうと思っていた私の予想は見事に裏切られた。

「あんひとたち、ね、収容所に入れらるーとよ」
「なんでね」

「傳染を豫防する、とか、見ためが悪か、とか。らしか……」

「清正公にすがっとった泊まり客がこらんごとなるかもしれんばい」


宿屋の奉公人達の会話が耳に入ってきた。私にとってはどうでも良いコトのようではあったが、「点」のような状態で何かが残っていたことは確かである。蜘蛛の巣にひっかかった一つ一つの虫たちのように、右手の包帯、上手く徳利を持てないような手つき、奉公人達の会話の一つ一つが、一つ一つではなくなり、「一つの塊」のようにこびり付いたまま で、書き物の仕上げを邪魔している。まあ、進まない時は仕方がないとばかり、部屋に熱燗を持ってきてもらった。


「荷物が東京から來とるよ」

「ありがとうございます」

「仕事ね?」

「そうですね。コノ宿は二回目なのです。前に來た時も月見の頃だったような氣がします。でも、人がもっといたような氣がしますが」

「なんでか分からんばってん、去年から人が少なか。よかったら、ゆっくりしてかんね」

「ありがとうございます」
「どうせ暇やけん、なんでんいうてね」
「ありがとうございます」

　二週間ほど前、東京の友人に頼んでいた荷物がようやく届いたのだ。開けてみると、手紙のほかに着替えと大きな茶封筒が入っていた。封筒の中には、新聞と印刷物が入っていた。新聞記者をしている友人は、本人が氣にかかったモノを何でもかんでも私に教えたがる。余程氣にかかったのであろう、荷物の中の印刷物は帝國議會の「議事録」と『官報』（第七千百十三號）であった。「議事録」に記されていたのは、「癩豫防ニ關スル法律」（明治四〇年　法律　第一一號）の法案提出についての説明と質疑であり、『官報』には、制定された法律の條文が掲載されていた。「議事録」を讀んでゆくと「清正公」という文字があり、コレも何かの縁だろうと思い、更に讀み進めてみた。[1,2]『官報』に掲載された「癩豫防ニ關スル法律」の規定は、全體で十二カ條からなっており、患者に對しての「對應」などが書かれていた、という程度の印象であった。

　とはいっても、何故この「議事録」なのだろう？　なぜ、コノ『官報』なのだろう、なぜ、「清正公」なのだろう、と、なってしまい、先ほどまで、何の氣づきもなかった全體の流れの中で、違和感のない普通の図だったようなアノ包帯の人、というように、ひょっとしてという、差異化作用が私の中で波打ち始めている。ソコにあるのさえ氣づかなかった水たまりに小石が投げ込まれたのである。定かでない「何か」に氣がついたような氣持ちになっている私自身が間違いなのかもしれない。長旅で疲れているはずなのに眠れそうにない。追加の熱燗をお願いすることにした。

「熱燗、はーい。肴はサービスたい。ソレなんね？　なんか難しかコト書いとんね」

「そうですね」

「讀める字もあるバイ。これ、せいしょうこう、やろ」

「はい」

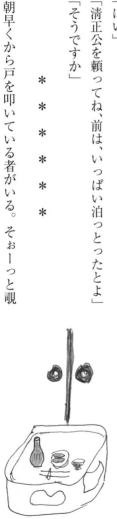

「清正公を頼ってね、前は、いっぱい泊っとったとよ」

「そうですか」

＊　＊　＊　＊　＊

朝早くから戸を叩いている者がいる。そぉーっと覗

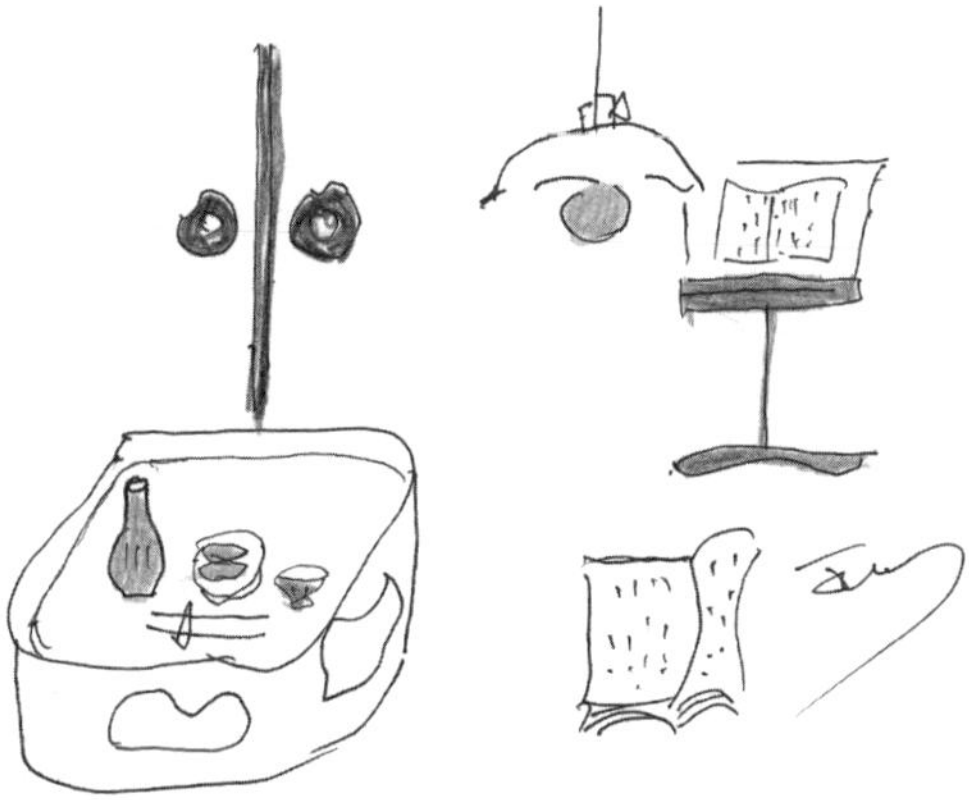

いてみると、軍服姿のような男が入ってきた。いかにもと言いたいところであったが、私には、その男自身が半分逃げ腰のように思えた。

「役所のもんばい。泊客は何人おるとか？」

「二人だけですたい」

「えぇりぁ少なかねぇ。妙なつはおらんやろな」

「妙なつ？　おらんです」

「わかった。また來るけんな」


軍服姿のようなその男は、逃げるようにして出ていった。「妙な」とは、一體、どのような人のことをいうのであろうか。ワザワザ東京から、しかも、長居目的で來ているので、私自身が「妙な」者なのかもしれない。ただ、やり取りからすると、「妙な」人とは、ソレまでは「妙な」人ではなかった人が、「何かの出來ごと」があった結果として、宿泊客ではあるものの、コノ宿屋のいつもの風景の中に溶け込めなくなった特別の「意味」があるような人のコトなのだろう。昨日の、本妙寺近くの一杯飲み屋の風景でいえば、私が「妙な」者であったことは間違いない。ところが、軍服のような男と宿屋の奉公人との会話の中の

「妙な」というのは、私のような者のことではないらしい。ひょっとしたら、本妙寺の近くの店にいた、右手に包帯をした人のようなコトかもしれない。アノ時までは、いつもの風景の中に溶け込んでいて、氣が付くことさえ困難であった存在が、あるトキ、何らかの拍子に氣づかれ、「意味付け」されてしまう。何があったのだろう。私は「書き物」作業を忘れ、半ば、妄想にふけっていた。「友人が送ってくれたあの印刷物、もし、あの印刷物に書かれていることが、私の今いる場所で動き始めたコトと關係しているとしたら。待てよ、もし、そうだとしても、ソレが、今までと、何が、どう、違うのだ」。

直後、眠気を吹き飛ばすような私の得意技が出てきた。少し「意味付け」をしながら、「抽象化」を試み、「一塊のようなもの」をバラバラにしてみることにした。「登場人物（＝主體）」、生じた「出來事」、「空間」の意味、使用された「ことば」、生じる「權利」や「義務」の關係、「結果」として生じるコト、「外からの知らせ」、という具合に、項目だけをメモ帳に書きつけて、その上にペンをのせて枕元に置いた。眠らないで妄想していた私は、いつの間にか、「夢」の世界にいた。私の夢の「形」では、私が、直接、姿を見せるコトはほとんどない。知り合いや、かつての友人等はたくさん出てくる。その人たちの行動や言葉つき、そして、表情という「形」で、寝ている私の中で、私が、登場するのである。その日も夢らしいモノを見ていたようだ。

「まだ寝とると？　ご飯ば持ってきたけん」

「おはようございます」

「起きると？」

「はい、朝ご飯頂きます」

「お酒は？」

「夕方まで我慢しましょう」


長く妄想していたのであろう。もう正午近くになっていた。頂きたかったお酒を我慢して、印刷物から讀み取れる、「登場人物（＝主體）」、生じた「出來事」、「空間」の意味、使用された「ことば」、生じる「權利」や「義務」の關係、「結果」として生じるコト、「外からの知らせ」、を書き出してみた。送られてきた印刷物に氣をとられていた私は、「外からの知らせ」については、送られてきた新聞でも使おうかと思い、新聞を手に取ってみた。新聞は、明治四二年九月二八日付の東京朝日新聞であった。めくっていると（五）頁の最上段に、「癩問題の今昔（四）」と題する文が掲載されていた。[3]「癩遺傳説は漸く其勢ひを失ひ」とされ、「何人《なんびと》にも傳染する疾患なることを一般國民に知悉せしめ各自の警戒を促さんとせるは蓋し癩豫防規則の大眼目なり」、「自ら治療する能はざる貧窮者及び浮浪者は官費給養せしめ」と記述されている。さらに「政府は全國五ヶ所の癩患者集合地に療養所を設立したりしが單東京の選定地のみは初め目黒次に田無最後に東村山と轉變せしが、彼等村民は何れも此危險なる疾患の自村に集合すると聞き各丶（ママ・筆者）反抗運動を企てたり此單に政治的利害的の問題にあらず一面癩病は傳染的疾患なりと宣告されたる反應とも見るべし」と記されていた。とりわけ私の目を引いたのは「恐るべき非収容者」という項目の箇所に書かれていることであった。それによれば、「東京府外十一縣の全生病院に入院を申込める人員は放浪の徒のみにて已に二百六十人と云ふされば貧民は僅に四十人を容れて大約豫定の三百人に達するの理なり他の収容所も大概三百人の豫定なれば収容所以外の慈善的癩病院をも合して漸く二千人足らずの癩病者を容る、に足るのみ殘餘二萬の癩患者は依然尚家族内にあり是等の患者は醫師通知なき限り或は患者の潜伏せる限りは家族と觸接し傳染の危險あるなり」と書かれていた。新聞による「知らせ」ということではあったが、この時点で、具体的な、一つのコノ「傳染病」は「意味付与」され、「道具化」されていた。朝早くの軍服姿のような男のコトは、結果として、私の頭の中でソノ位置を与えられた。

昨夜、項目だてをしたメモ帳にある項目は、まずは、「登場人物（＝主體）」であった。

「我邦人」

「何人《なんびと》」
「一般國民」
「自ら治療する能はざる貧窮者」
「浮浪者」
「自ら治療をなし得る患者」
「非収容者」
「扶養義務者」
「癩患者」
「彼等村民」
「醫師」
「家族」
「家人」

ここだけで見るなら、「廣がりを持った特別の人」というように、私には感じられた。上手く出來るものだ、と、自分でも感心しながら、次の項目である「生じた出來事」に移ることにした。

「癩遺傳説は漸く其勢ひを失ひ」
「何人《なんびと》にも傳染する疾患なることを一般國民に知悉せしめ各自の警戒を促さんとせる」
「自ら治療する能はざる貧窮者及び浮浪者は官費給養せしめ」
「政府は全國五ヶ所の癩患者集合地に療養所を設立したり」
「何れも此危険なる疾患の自村に集合すると聞き各ゝ（ママ・筆者）反抗運動を企てたり」
「入院を申込める人員は放浪の徒のみにて已に二百六十人」

やはりそうだったのか。とすると、「空間」はどうだろう。議事録と新聞、そして、熊本で經驗した「空間」を加えてメモ帳に書き込むことにした。ところが、議事録と新聞までは良いとしても、自分の經驗した「空間」は良いのだろうかという悩みが、私の中で頭をもたげてきた。まてよ、自分の「經驗」も「經驗したという事實」ではないか、ということで押し切った。

「都會ノ地」
「神社佛閣」
「温泉場」

「収容所」
「清正公ノ社ノ近所ノ旅籠屋」
「清正公ノ殿堂」
「救養所」
「旅籠屋」
「遠方ニアラズシテ其場所」
「自宅」
「全國」
「癩者集合地」
「療養所」
「東京」
「選定地」
「目黒」
「田無」
「東村山」
「自村」

「東京府外十一縣」
「全生病院」
「慈善的癩病院」
「収容所」
「家庭内」
「宿屋」
「本妙寺近くの飲屋」

そうか。やっぱり。理由は全く分からないものの、「登場人物（＝主體）」や「生じた出來事」とは比べ物にならないくらい、項目としての「空間」は種類と數が多い。「何か」はわからないものの、鍵を握っているのは「空間」なのだろう。しかも、法令で使われているような「形としての画一性」がなく、「表現」が多種多様なのである。先ほどまで、私の頭の中には具體的な個々の「癩」ではなくて、「傳染病」として抽象化された「癩」が頭をもたげていたものの、「空間」についてみた結果、「空間」は、完全に抽象化されていない、具體的な個々の「ナマもの」のようなモノであった。

＊＊＊＊＊

「傳染病」を描く際に「病原體」や「宿主」といった、「見たり」、「触ったり」することが可能なもので描くことも大切であろうが、ひょっとしたら、「感染經路」で描くことのほうがわかりやすいのではないか、という思いが、私の中では頭をもたげていた。そして、同時に、ひょっとしたら、「傳染病」があるということは、このようなコトではないのか、という思いも頭をもたげていた。私は、メモ帳に、「各所で生起する様々な循環軌跡」と急いで書き留めた。ところが、あらためて考えてみると、「感染經路」は、やはり、役所的な「空間」によって「表現」されているという思いも、心のどこかにあった。確かに、そのような、「どこで」、「誰が」、「いつ」、「どのような」という事柄も大切ではあるが、ソレがすべてではない。そのような基礎的な構成の外枠だけではなく、規範的なことも大切なコトになっているのではないか、という思いが頭の中を駆け巡っている。

私は、「人」と「人」との「關係」の「ありよう」についてはどうであろうか、「連帯」なのか？　「分斷」なのか？　というところに入り込んでいった。再び、私の妄想癖が始まったのである。ただし、コノ「關係」というコトも、固定されたモノではなく、たとえば、「分斷」されていたモノが、「皆で負担しよう」というように、時間とともに、「循環軌跡」を描くようにして「連帯」の方向へ「変容」するものなのであろう。ところが、もし、患者や保護責任者の「責任」や「費用」の負担ということであれば、それは、「感染していない人」との「分斷」ということになる。そうではなく、「官費」で對應するということであれば、「形」としては「連帯」ということになる。「考え方」や實際の制度はどうなっているのであろうか。私は、氣になって、送られてきた議事録と新聞を何度も讀み返してみた。

その結果、明らかになったコトは、「仕組み」が考えているコトの「出發点」としてあるものは、まずは、「出來事」に対しての「對應」である、ということであった。ソノ「對應」に要した費用を誰が負担するのか？　という面での「責任」は、後に処理されること、とされていたのである。ところが、私にとって合点がいかないことが頭をもたげてきた。「患者」のこと、「傳染」のこと、「費用」のこと、「營業」のこと、等など、いったい、ここでの「出來事」とは「何」なのだろうという、ソレは、原点に回帰するようなモノであった。再び、宿屋の奉公人達の会話がよみがえってきた。

「あんひとたち、ね、収容所に入れらるーとよ」
「なんでね」

「傳染を豫防するとか、見ためが悪か、とか。らしか……」
「清正公にすがっとった泊まり客がこらんごとなるかもしれんばい」

私は、あわてて議事録に目を転じた。ソコには「今一ツハ旅籠屋ガ營業ヲ失ヒハシマセヌカ、サウ云フ御客ヲ無理ニ救養所ノ方ニ持ッテ行ッテ、サウシテ費用ハ當人カラ拂ハセルコトニシタラ、旅籠屋ノ營業ヲ妨ゲ一方ニハ信仰ノ自由ト云フモノヲ妨ゲルヤウナ次第ニナリマセヌカ」という質疑が印字されていたのである。[4] ところが、それに對しての政府委員の發言は、「多少之ヲ害スルト致シマシテモ、是ハドウモ公益ノ爲ニ已ムヲ得ナイト思ヒマス、又旅籠屋或ハ温泉場、若シクハ御賽錢等ニ影響スルト云フコトハ、是ハ無論アリマセウト思ヒマス、是ハアッテモ公益ノ爲ニ斯ウスルコトガ必要デアルト云フ以上ハドウモソレ等ノ利益ヲ害シテモ誠ニ已ムヲ得ナイコトデアラウト思ヒマス」（政府委員　吉原三郎氏（当時）発言）というモノであった。[5]

＊　＊　＊　＊　＊

そうか。やっぱり。理由は全く分からないものの、「何か」が、私の近くにある。友人から送られてきた「議事録」に印字されているコト、友人から送られてきた『官報』の内容、友人から送られてきた「新聞」は、東京から「書き物」の仕上げに來た私にとっては、数日前までは、ほとんど、直接的な關わりのないもの、と、いってもよいものであった。ところが、バラバラな、一つ一つの点であったモノが、「一つの大きな塊」となってきたのである。受け取ったソノ日に見たはずのモノを、もういちど、見てみようという氣持ちになった。

『官報』は、明治四〇年三月一九日付であった。「新聞」からだけでは分からないだろうと思って、「新聞」を讀む私のコトを、多分、友人は氣にかけたのであろう。『官報』は、同封された「新聞」より、少し前の日付であった。『官報』に掲載された「癩豫防ニ關スル法律」(明治四〇年　法律　第一一號)は、全體で十二カ條からなり、それに、施行期日についての附則がついていた。

あらためて讀んでみると、なんとも味氣ないものである。書かれていることの内容は、全く、難しいものではなく、その内容自體は、理解しやすいものであった。ただ、不思議なコトに、細かなことまでは明示されてはいない、そのような印象を持った。「あー、この程度のコトか」と思って、やはり、私が、考えすぎていたのであろう、という思いでいると、頼んでいない熱燗が届けられた。斷る訳にもいかず、熱燗を友に、『官報』を二度三度、讀んでいると、私の心の中で、何かが変わって來るような感じがした。

「癩豫防ニ關スル法律」（明治四〇年　法律　第一一號）の第一條には「醫師癩患者ヲ診斷シタルトキハ患者及家人ニ消毒其ノ他豫防方法ヲ指示シ且三日以内ニ行政官廳ニ屆出ヘシ」とあった。そして、第三條では「癩患者ニシテ療養ノ途ヲ有セス且救護者ナキモノハ行政官廳ニ於テ命令ノ定ムル所ニ從ヒ療養所ニ入ラシメ之ヲ救護スヘシ但シ適當ト認ムルトキハ扶養義務者ヲシテ患者ヲ引取ラシムヘシ」とされていた。右手の包帯、上手く徳利を持てないような手つき、奉公人達の会話、軍服姿のような男、友人の送ってくれた新聞に書いてあったコト、が少しずつ繋がってきた。

＊　＊　＊　＊　＊

熱燗の追加を頼んで、私は、資料を讀みながら、「責任」の「ありよう」について考え始めていた。「傳染病」に罹ったというコトを、「私的責任」と考えるべきか、それとも、「社會的責任」と考えるべきか。直後、「私の感覚はどうでも良い、法律の規定を探さなければならない」という氣持ちになった。そうしたら、見事に、第五條の「救護ニ要スル費用ハ被救護者ノ負擔トシ被救護者ヨリ辨償ヲ得サルトキハ其ノ扶養義務者ノ負擔トス」が見つかった。結果として、「清正公にすがっとった泊まり客がこらんごとなるかもしれんばい」という宿屋の奉公人達の会話、そして、友人が送ってくれた議事錄、『官報』、「新聞」、とが、見事に繋がってきた。

充分なものか、否か、は別として、確かに、制度は出來ている。條文もある。まてよ、となった私の心の中に、「傳染病」があるから宿泊客が少なくなる、というのは、それは、全く逆で、宿泊客が少なくなるということが、「傳染病」があるというコトを認識させるのだ、という、確信めいたものが湧きあがってきた。


「あんひとたち、ね、収容所に入れらるーとよ」

「なんでね」

「傳染を豫防するとか、見ためが悪か、とか。らしか……」

「清正公にすがっととった泊まり客がこらんごとなるかもしれんばい」

＊　＊　＊　＊　＊

私は、「書き物」作業も忘れて、熱燗を手酌で頂きながら、百年後、百五十年後の「傳染病」はどのようになっているのだろうか、と想像しながら、理由は、全く、解らないものの、今の、ココの「一塊」の状態は、〝ここに「傳染病」がある〟という「表現」ができることなのではないか、という思いに浸っていた。

（1）［物語］で使用した「癩豫防ニ關スル法律（明治四〇年　法律　第一一號）の法案提出の説明」のごく一部を紹介しておく。

「本案ヲ提出イタシマシタル趣旨ヲ申上ゲマスルガ、此ノ癩病ト云フモノハ一ノ傳染病デアリマスル所ガ、癩ノ發病ノ經過ナドト云フモノハ「ペスト」トカ或ハ虎列剌トカ云フヤウナ工合ニ猛烈ニ參リマセヌ所カラ、自然ニ人ノ注意ヲ惹クコトガ少ナイ、卽チ人ハ之ヲ傳染病トシテ注意イタサヌト云フヤウナコトニナッテ居リマスルガ、随分此病毒ト云フモノハ或ハ接觸、或ハ物品ノ媒介等ニ依ッテ非常ニ傳播ヲスルモノデアルサウデアリマス、ソレデ我國ニハ癩病患者ト云フモノハ隨分、都會ノ地トカ、或ハ神社佛閣、或ハ温泉場ト云フヤウナ所ニハ多數徘徊イタシテ居リマシテ病毒傳播ノ虞モアリマスルノト、又外観上モ隨分厭フベキコトデアリマスルカラ、是等ノ取締ヲスル爲ニ地方數箇所ニ収容所ヲ設ケマシテ、サウシテ其資力ノ無イ者ナドハ其所ニ収容シテ治療救護ヲ加ヘテ、一方ニハ病毒ノ傳播ヲ防グト云フコトト、一方ニハ外観ノ不體裁ノ無イヤウニ致シタイ、斯ウ云フノト、ソレカラ資力ノ有ル者デモ矢張リ此發病イタシタリ出産アルトキニハ、ソレ、傳播ヲ豫防スルノ處置ヲ施スコトガ必要デアル、斯ウ云フ所カラシテ本案ヲ提出イタシマシタ次第デアリマス」（政府委員　吉原三郎氏（当時）発言）（『第二十三回帝國議會　貴族院癩豫防ニ關スル法律案特別委員會議事速記録第一號』明治四〇年三月五日一ページ）。

（2）［物語］で使用した「癩豫防ニ關スル法律」（明治四〇年　法律　第一一號）についての〈「自由」と「公益」〉との関係を巡る議論のごく一部を紹介しておく。

「例ヘバ清正公ノ社ノ近所ノ旅籠屋ニ泊ッテ居ッテ、サウシテ自分デ當リ前ノ食費ヲ拂ヒツ、毎日清正公ノ殿堂ヘ参詣スル、或ハ百度ヲ踏ムト云フヤウナコトヲヤッテ居ル、若シサウ云フヤウナ者デアリマシタナラバ、此法律ニ依ッテサウ云フ工合ニ費用ヲ持ッテ居ル、自分デ支辨ノ出來ル人間ハドッチノ方ニ入レマスカ、之ヲ狩ッテ一ツノ救養所ノ中ヘ無理ニ連込ンデ仕舞フ、神信心ハ無駄ナモノデアルカラ救養所ノ方ニ行ッテ仕舞ヘト云フヤウナ工合ニヤリマスカ、サウシテ今日カラハ扶養義務者カラ其費用ヲ拂ハセルコトニナリマスカ、若シソンナ事ヲシマシタナラバ、一ツニ向ッテハ信仰ノ自由ヲ害スヤウナコトニナリハシナイカト思フ、今一ツハ旅籠屋ガ營業ヲ失ヒハシマセヌカ、サウ云フ御客ヲ無理ニ救養所ノ方ニ持ッテ行ッテ、サウシテ費用ハ當人カラ拂ハセルコトニシタラ、旅籠屋ノ營業ヲ妨ゲ一方ニハ信仰ノ自由ト云フモノヲ妨ゲルヤウナ次第ニナリマセヌカ」（三宅秀氏発言）（『第二十三回帝國議會　貴族院癩豫防ニ關スル法律案特別委員會議事速記録第一號』　明治四〇年三月五日二ページ）。

「又假ニ多少、清正公ニ信心ヲ致スニモ、遠方ニアラズシテ其場所ニ就イテ拜メバ利クト云フ、斯ウ云フ迷信ヲ持ッテ居ルガ爲ニ、多少之ヲ害スルト致シマシテモ、是ハドウモ公益ノ爲ニ已ムヲ得ナイト思ヒマス、又旅屋或ハ温泉場、若シクハ御賽錢等ニ影響スルト云フコトハ、是ハ無論アリマセウト思ヒマス、是ハアッテモ公益ノ爲ニ斯ウスルコトガ必要デアルト云フ以上ハドウモソレ等ノ利益ヲ害シテモ誠ニ已ムヲ得ナイコトデアラウト思ヒマス」（政府委員　吉原三郎氏（当時）発言）（同前）。

（3）　掲載されている文章は、「癩療養所所長」という肩書のついた光田健輔氏によるものである。記事は▲豫防法の精神、▲恐るべき非収容者、▲豫防規則は空文か、▲不正なる廣告、という項目だてであった。

（4）　『第二十三回帝國議會　貴族院　癩豫防ニ關スル法律案特別委員會議事速記録第一號』　明治四〇年三月五日二ページの三宅秀氏発言の一部。

（5）（同前）。

物語Ⅳ　「議論」の中の〈「固有名詞」と「普通名詞」〉

二〇十十年十月　東京

その日も歩数稼ぎをしながら、思い出していたことがあった。それは、「三〇十五〇は計算出来るが、三〇分と五〇メートルを足すことはできない。だから、もちろん、「結核」の患者の数と「性病」の患者の数をソノママ足すことはできないが、二つの「感染性の疾病」の患者を、「感染症」の患者の数として合計して、「感染症」の患者の数、とするのは、おかしなことではない」という、先日の「激論」についてであった。私たちは、「時間」でも、「空間」でも、私たちの「身体」でも、「何でも」、「かんでも」、「数学化」しているのだ、というようなことを、いつものように反芻しながら、「もし、それでよい、と、いうことになるのであれば、その理由は、個々の具体的な、「固有名詞」的な「感染性の疾病」が「抽象化」されて、「普通名詞」としての「感染症」となる、と、考えられているからであろう」というような、当たり前のような、根源的なような、コトについて考えていた。

彼が、このような思考になっている背景には、当然のことのようにされてきた様々なことについてのモヤモヤがあったからである。とはいっても、それら自体の正邪ということではなく、なぜ、それらについて、私たちが、もっともらしく感じることになっているのか、ということが気になっていたのである。彼に言わせれば、例えば、ロンブローゾの方法、視力検査に使われている「ランドルト環」、「知能検査」、「聴力検査」、というようなモノの「原型」といわれるものが、いずれも、エッフェル塔が登場した万国博の時代に登場した、というようなことと関係があるらしい。確かに、それらのいずれもが、いわゆる、「科学性」というものを背景にしており、誰にとってでも、同じように「表現」できる、とされた「抽象化を手掛りにしたスケール」の「原型」をなしており、一九世紀の中ごろから二〇世紀初頭という具合に、時代的にも重なっている。ただ、「零」から「一」は生まれないという立場をとっている彼は、結果として出来あがった「モノ」ソレ自体の正邪ということではなく、それらの「原型」というものが、どのような理屈で「原型」となり得たのか、というコトに関心があった。彼は、「ビネー」と「シモン」の「知脳検査」の「原型」が、余りにも読まれておらず、しかも、時代とともに、曲解されて、それが、一人歩きするようになってきたのではないか、とも考えていた。これを考えることによって「議論」も豊富になると考えていたのである。

そのようなコトとの関係で、彼が、二〇＋＋年＋月の時点で、最も関心があったのは、思考にあたっての〈「固有名詞」と「普通名詞」〉との往来、さらには、〈「具体性」と「抽象性」〉との往来についてであった。要は、「発話」されたコトの位置が気にかかっていたのである。

テーマは様々であっても、「議論」の成り立ちというものは、常に、そういうものであると思っていたので、彼は、「議論」の「場」である議会での「議論」はどのような「形」になっているのだろうか、と、具体的なことにも手をつけ始めていた。例えば、「感染症」を巡っての「議論」は混乱をきたしてはいないのであろうか、から始まって、もし、「議論」が混乱していないのであれば、その背

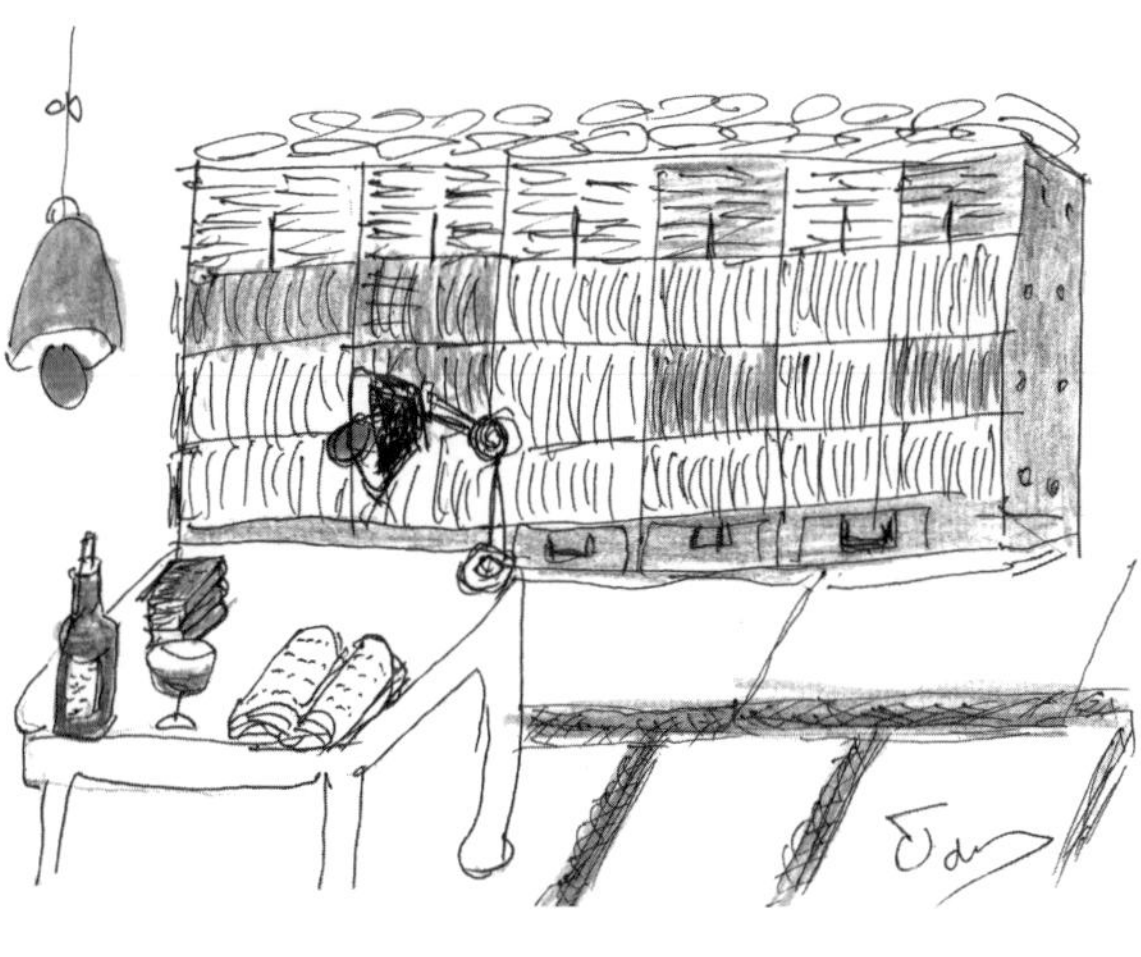

景には、混乱させないような「しゃべり方」と「聴き方」の「作法」があり、この「作法」は、テーマによっては、かなり確立されたモノがあるのではないか、というようなことを考えていたのである。その「作法」は、〈旧い「家制度」を支える中での「思考」と、そこでの「議論」〉と、表裏一体をなしているような機能を果たす「科学性」を背景にした抽象化された諸基準の「原型」にも見ることが出来ると、彼は考えていた。要するに、「近代化されたものの力」というものの使われ方が気にかかっていたのである。そんな彼は、徳富蘆花の『不如帰』を、本当に、よく読んでいた。彼は、「結核」を巡る内なる表裏一体が、『不如帰』に上手く描かれていると感じていた。

＊　＊　＊　＊　＊

そのような彼が、思考のテーマとして直感的に選んだモノが、たまたま、〈「議論」に「感染症」は「姿」を現す〉というものであった。とはいっても、「議論」されていることの内容として「感染症」の「姿」が現れる、ということではないらしい。彼に言わせれば、「議論（というもの）」に関しての「形」や、「議論」の「参加者」という点で、それまでの知識化された日常の「議論（というもの）」とは異なるような「何らかの」「変容」が生じるという意味で、「感染症」が「議論」に「姿」を現す、ということであるらしい。

　そのような彼が、昨日見つけてきた資料は、とりあえずは、戦後間もなくのモノであった。その議事録には、「傳染病豫防法等の一部を改正する法律案」（内閣　提出）を巡る「議論」が掲載されていた。そこにあった榊原亨委員（当時）の発言は、「伝染病予防法について最初に質問いたしたいと思います。伝染病予防法につきましてお尋ねいたしたいことは、寄生虫の予防に対して補助費を増額せられるというのでありますが、寄生虫の予防内容をお知らせ願いたいと思います。結核病につきましても同様増額されるのでありますが、その内容をお知らせ願いたいと思うのであります」というものであった。(1) 少し以前なら、何もなく通り過ぎていた彼であったのだが、妙なことが気にかかったのである。

「伝染病」
「寄生虫」
「結核病」

　気にかかったこと、とは、具体的にいえば、発言で使用された「感染症」に関係する「語」に、「伝染病」という包括的な「普通名詞」的なモノがあり、そして、「寄生虫」、「結核病」という個別の「固有名詞」的なモノがあったという、ただそれだけのことである。とはいっても、「表現したいこと」を「何らかの語」を使って「表現」しているということはわかるのであるが、なぜ、このような使用法になっているのかが、彼は、とても気にかかったのである。案の定、彼は、その続きを読んで悩み込んでしまったのである。彼を悩ませたことを具体的にいうなら、先程の、榊原亭委員（当時）の質問に対しての「寄生虫はお手もとにお配りしました参考書にございますように、昭和十二、三年頃の戦争の前と今日におきましては、かなりの開きがあります。若干殖えておりますが、寄生虫は昔寄生虫予防法をつくりまして、糞尿が寄生虫卵の一番もとでございます。これに対する始末、いろいろなことにつきましても特に規定をいたしまするとともに、また政府におきましてその前からやつておりました便所の糞尿の研究等と相い関連いたしまして、糞尿の取り締まりもできるようにいたしてまいりました。現在行われておりますものは、お手もとにお配りいたしました資料にございますような、きわめて簡単なものでございます。寄生虫予防に対しては、なかなか困難な点が多々あるようでございます。各地で人を集めて検査いたしまして、その検査された人の虫卵のあるものに向つて、駆虫をいたしております。これは戦前はなかなか盛んにいたしまして、相当効果がありました、また一方におきましては改良便所を相当設けて、また効果をあげてまいりましたが、戦争中並びに戦後、御承知のように食糧飢饉で、糞尿が唯一の肥料になつております。この点、非常に遺憾な点がございます。なお終戦とともに駆虫薬がたいへん不足いたしてまいりました。これに対しましてはいろいろと関係官の方で手を打たれましたが、私たちとしては糞便を使うことを極力少くさせまして寄生虫の撲滅を少しでもすることと、またどうしても予防のできない赤痢、これはワクチンがありませんからできません。そういうものに関連して、糞便が使われませんように、一層歩を進めていきたい、こう考えておるのでございます。寄生虫の予防に対しましては、まことに貧弱と申し上げるよりほかないと思うのでありますが、現在におきましてはさような状態であります。結核の方は、御承知の通り結核病床は五万床近くございましたが、今日の食糧関係でなかなか入床するのが困難であります現状においては、おそらく五万床の半数内外の患者しか収容しておりません。しかし東京近くにおいては相当一ぱいでありまして、待つているところもありますが、地方においてはまだ相当あいております。これは食糧問題の解決とともにおのずから解決されるものと思います。昭和十二、三年ごろに比べて結核病床は相当殖えておりまして、現在二万四、五千ないし三万近く使つておりますから、昔から考えれば非常によくなつております。予防法といたしましては、やはり昔の発病防止ということを予防医学的に考えて極力努力いたしております。しかし依然として喀痰の消毒とかそういう方面に動いております。届出その他はお手もとにありますように少うございますが寄生虫並びに結核のそういう問題は、実地に即して行うようにいたしたいと私どもは考えております。たいへん残念な状態を御報告申し上げて恐縮でありますが、そういう状態であります」という、濱野政府委員（当時）の、丁寧で、極めて長い発言であった[2]。

彼の理解では、「総称的な使用法をされる」「ことば」としての「伝染症」、という「ことば」を使用しなくても、「伝染病」についての「表現したいこと」は「表現」できることになっている、ということであるらしい。

「寄生虫」
「赤痢」
「結核」

とくに意識したわけではないのであろうが、「感染症」に関しての、これだけ長い発言の中に、「伝染病」という「語」は、ここには出てこないのである。当然と言えば、確かに、そうであるかもしれないが、「固有名詞」的なモノを個々的に複数回使うことが、その結果として、「普通名詞」的なモノをも含めた、全体的な「議論」の構造を作り出しているのであろう、と、彼は考えた。彼が言うところの「議論」に「感染症」が現れる、というのは、このようなことに関係しているらしい。

コレに続けての、榊原（亨）委員（当時）の発言は「ただいま承りますと寄生虫予防については、具体的に駆虫剤あるいは便所の改良というようなことをお考えになつておられるらしいですが、そういうものに対して今までの倍額の補助をするということは多少疑義があると思います。寄生虫の予防は申すまでもございませんが、現代といたしましては駆虫剤を極力増産あるいは融資するということに全力を注ぐべきであつて、便所の改良とかなんとかいうものによつて、寄生虫の予防は今の現状に即しては実際でき得ないと存じます。従いましてこれは薬務課と御相談になり、あるいはその他の方と御相談になりまして、少しでも多く駆虫剤を入れることに重点を置いていただきたいと思うのでありますが、そういう点におきまして、ただ予防に今までの倍額を増額することは私はどうかと思つております。もう一つ結核の予防につきまして、これは最も重大なことでございます、そして最も金を食うことでございますので、これは単に倍額でなく、予算の許す節圍において最も多く増額すべきものだと私は思います。保健所の問題につきましては、あとからもう一遍質問さしていただきたいと思います」というものである。[3]

「寄生虫」

「結核」

というコトは、最初に示した榊原亨委員（当時）の発言の中に、「何か」を「表現」するために、たまたま、名称としての「伝染病予防法」というモノがあっただけで、特に、「普通名詞」として機能する「伝染病」というコトではない構造での「議論」ということになるのであろうか。彼は悩んだ。そして、いつものように悩むことを楽しんでいた。ともすれば、「正解」を求めたくなるような「議論」のテーマ設定ではあるものの、実は、全くそうではないからである。

二〇＋＋年＋月　東京

翌日も、彼は、資料を眺めていた。「感染症の予防及び感染症の患者に対する医療に関する法律」（平成一〇年　法律　第一一四号）という包括的な性格を有する法律の制定後も、ソレに統合されなかった「結核予防法」（昭和二六年　法律　第九六号）の位置は、極めて、象徴的であるなぁ、などと考えていた。統合されなかった時期に、「固有名詞」（的なもの）としての「結核予防法」は、「普通名詞」（的な）性格を有する包括的な法律とどのような関係があるものとして「議論」がなされているのか、が気にかかっていた。その直感を裏付けるコトが出来れば、面白いコトが言えそうである。であれば、具体的な作業としては、何をしたらよいのだろうと、彼は考えていたが、もちろんすぐに思いついた。

それは、①「結核予防法」を統合しない、とした、平成一〇年の時点での「議論」と、②後に、「感染症の予防及び感染症の患者に対する医療に関する法律」に「結核予防法」が統合されることとなった平成一八年時点での「議論」について、「固有名詞」的な「感染性の疾病」としての「結核」と、「普通名詞」としての「感染症」を意識して、「議論の構造」や「議論の参加者」等などについて、比較してみたら、「固有名詞」と「普通名詞」についての、興味の持てる素材が得られるかもしれない、というもので、彼は、ワクワクし始めた。

平成一〇年の時点での「議論」についていうなら、まず取りかかったのは、「結核予防法」は、確かに旧い法律ではあるものの、質的に良い部分も多く、「普通名詞」的な「感染症の予防及び感染症の患者に対する医療に関する法律」に統合されるようなモノではない、というような、そのような「議論」を探すことであった。不思議なもので、使えそうなものはすぐに見つかった。

具体的には、ソレは、「それでは、廃止されない結核予防法の方について触れさせていただきます。先ほども申し上げましたけれども、占領下といいますか、その意図が色濃く反映した法律であるということを仄聞をいたしました。今回、廃止されないわけでございますけれども、伝染病予防法であればこれはもう廃止しないわけにはいかない。とてももう今の時代に通用する法律ではないわけでございますから。結核予防法は、昭和二十六年の法律ですけれども、十分とは言えないまでも、視点は今回出された公衆衛生審議会の答申の視点にかなり近いものがある。立脚点は近いものがある。「目的」自体、「結核の予防及び結核患者に対する適正な医療の普及を図ることによって、結核が個人的にも社会的にも害を及ぼすことを防止し、もって公共の福祉を増進する」、極めて新しい観点から法律がつくられている。国及び地方公共団体の責務も、「結核の予防及び結核患者の適正な医療に努めなければならない。」ということで責務も規定してあって、健康診断から予防接種という医療をメーンに据えて、そして、やむを得ざるときの隔離という進め方になっておるわけでございます。私は、この結核予防法は、今にわかに廃止しなければならないような法律ではない、公衆衛生審議会の答申の理念にかなり近い、そういう、伝染病予防法とは異質の法律である、こう解釈をしているのですが、どんなものでしょう」という、金田（誠）委員（当時）の発言であった。(4)

そして、次に、彼が行なったことは、平成一〇年での「議論」を意識して、「結核予防法」

が「感染症の予防及び感染症の患者に対する医療に関する法律」に統合されるに際しての、平成一八年の時点での、「統合することには、課題はあるものの、統合したほうが良い」という揺らぎの内在している「議論」を探すことであった。もちろん、コレもすぐに見つかった。ソコに見られたのは、「そうですね。結核予防法を廃止して感染症法に入れたことで要するに人権問題を防ぐとありますけれども、逆に、感染症法にすべてを含んじゃっているので人権問題が生じるおそれもあると思いますので、そこら辺のことはしっかりと国としても対応していただきたいと思っております。結核は国内最大の感染症であるということと、結核予防法に関しては、きめ細かな健康診断や外来医療に対する適切な医療の規定など、結核対策の規定がありますが、感染症法にはこれらの規定をどのようにしていくのか、お伺いいたします」という、新井委員（当時）の発言であった。[5]

二〇＋＋年＋月　東京

目的物は、半分近く見つかったのであるが、「何らかのモノ」に見られる「サイクル」に関係するモノは、「コレだ」という「形」でのものは、まだ見つかっていない。この時点での彼は、自分が探しているものは、「ムニャ・ムニャ」のようなもの、という程度のレベルでは気がついてはいるのであるが、それを、上手く、皆が理解できるような「ことば」にできていないのである。

悩んでいても仕方ないので、彼は、気分転換のために、近くのスーパーに買い物に出かけた。いつものスーパーでは「○○○コーナー」にあるものが、ここのスーパーにはないのである。店員さんにたずねて、置いてある場所を教えてもらった。そこは「△△△コーナー」であった。その途端、彼の頭の中で、①志向している具体的な商品、②コーナー表示、③抽象化作用、④「固有名詞」、⑤「薄力・小麦粉」、⑥「志向性」、が動き始めたのである。

彼は、家に帰って、さっそく、明治、大正、そして、昭和という具合に、三つの時期の「感染性の疾病」を巡る「議論」を手掛かりにして、「感染症」についての「固有名詞」と「普通名詞」について考えてみることにした。[6] というのも、ある程度の時間的な間隔をもった複数の「固有名詞」的なモノを併置すれば、「普通名詞」的なものをからませた「議論」についても、サイクル的な「何か」が見つかる、と考えていたからである。とはいっても、これについても、悩んでいたことがなかったわけではない。悩んでいたコトとは、「普通名詞」的なモノと「固有名詞」的なモノとを、私たちが経験する時間的経緯との関係で、どのように考えるべきか、ということについてである。彼が、具体的に試みようとしていたのは、「普通名詞」的な「傳染病豫防法」(明治三〇年　法律三六號)を前置して、その後に、「固有名詞」的なモノを置く、というスタイルのモノであったが、逆に、「固有名詞」的なモノを前置して、その後に、「普通名詞」的なモノを置くという方法もありうることが、彼を悩ませていたのである。

　併置した三つの法律については、「傳染病豫防法」以外の個々の法律は、それ自体は、いずれも「固有名詞」的なモノであるが、これらの「固有名詞」的な法律を巡る「議論」から、「普通名詞」的な「何か」が手に入らないものかと考えていたのである。具体的には、「結核予防法」(大正八年　法律　第二六號)という「固有名詞」的なモノを、そして、「花柳病豫防法」(昭和二年　法律　第四八號)という「固有名詞」的なモノを、「普通名詞」的な「傳染病豫防法」(明治三〇年　法律　第三六號)があるのに、それに内包させずに、わざわざ、独立的なものとして作らなければならないと考えた理由を説明をする際に、多分、「普通名詞」的な意味での説明があるはずだ、と、彼は考えていたのである。

　三つの法律に関しての具体的な資料を手元に置いて、個々の具体的な「固有名詞」的なモノを、なぜ、作らないといけないのか、という説明をする際に、多分、「普通名詞」的な意味に関わらせた説明があるはずだという具合に、自分の予測は絶対に当たるはずだ、と、彼は考えていたのである。

彼が注目したのは、まずは、「地方制度ニモ餘程ノ大改革ガゴザイマス……（中略）……何分此傳染病ノ豫防ハ先ズ一己人又ハ上ッテ一町村、一市、一府縣ト云フヤウニ段々上ッテ良イ豫防ノ方法ヲ蜜ニシヤウト云フ目的デゴザイマス、所ガ現行法ニハ其點ハアリマシテモ、實際行フニ段々差支ヘルコトガゴザイマス、デ此度提出シマシタノハ卽チ市町村デハ是〻ノコトヲシナケレバナラヌ、又一一己人ニ於テハ是〻ノコトヲシナケレバナラヌ、府縣ニ於テハ是〻ノコトヲシナケレバナラヌ、又國ハ是〻ノコトヲスルト一〻區分ヲシテ、ソレデ冀クハ豫防ノ方法ヲ蜜ニシタイト云フ精神ガ重ナル理由ノ一デゴザイマス」という、「傳染病豫防法」の提案理由であった。[7]

そして、次に、彼が注目したのは、「結核予防法」（旧法）の制定を巡る「肺結核ハ今尚ホ遺傳性ノ疾患デアルト云フヤウナ感ヲ持ッテ居ル者モアリマスルノデ、其患者ヲ出スコトヲ以テ、家系ノ一大汚點ト云フヤウナ誤解カラ、隱蔽ニ汲々タルノ現狀ニ在リマシテハ、實ニ其死亡者ノ非常ナル數ニ達シテ居ルト云フコトヲ斷言シテ憚ラナイモノデアリマス、……（中略）……我ガ陸海軍ニ於テ患者ノ發生、死亡、除隊ニ依ル兵員減耗中肺結核及胸膜炎ニ依ル者ガ、陸軍ニ於テハ是ハ大正五年ノ調デアリマスガ、胸膜炎二割二分、肺結核二割二分ニシテ合計四割四分ニ當リマス、陸軍ニ於テハ同年、卽チ大正五年ニ於テ肺結核三割八分、胸膜炎二割一分弱ヲ占メテ居リマシテ、合計五割九分、卽チ半數以上ヲ占メテ居リマス、是故ニ肺結核豫防ハ之ヲ兵備ノ上ヨリ見ルモ、一日モ忽諸ニ附スベカラザル重要ナ案件デアリマス……（中略）……何卒滿堂ノ諸君、此問題ノ實ニ重大ナルニ御考慮ヲ下サレマシテ、適當ニ御審議アランコトヲ希望致シマス」という発言であった。(8)

さらに、彼が注目したのは、「花柳病豫防法」の制定を巡る「先ヅ第一ニ私ハ我國ノ賣淫制度ノ根本ニ對シ政府ハドウ云フ御考ヲ持ッテ居ラレルカ、其第一トシテ公娼以外ノ所謂私娼ニ對シテ、政府ハ之ヲ放任シテ置ク積リデアルカ、又ハサウ云フ者ヲ成ベク少クスルト云フ考ヲ持ッテ居ラレルカ……（中略）……我國ノ現制度ニ於テ業態上花柳病傳播ノ虞アル者ト云フノハ公娼以外ニナイ規則ナノデアリマスガ、本會議デハ大體私娼ノ爲ト云フ政府ノ御答辨デアリマシタ、斯様ニ政府ガ事實上私娼ノ存在ヲ認メテ居ル以上ハ、寧ロ是ハ豫防ノ目的ヲ達シヤウトスルナラバ、私娼ヲ公認シテ登錄デモスルヤウナ方針ヲ執ル方ガ宜クナイカ、公娼デアルナラバ相當ノ取締ノ規則ニ依テ、豫防ノ目的モ或程度マデハ達シ得ラレルヤウニ思フ、政府ハ此私娼ナル者ヲ事實ニ於テ認メテ居ル以上ハ、之ヲ此儘ニシテ將來モ放任シテ置ク積リデアルカ」という質問の発言であった。(9) 最も気にかかったのは、その質問に対しての「此法律ハ公娼私娼ノ問題ニハ直接觸レテ居ラヌ積リデアリマス、公娼ニセヨ私娼ニセヨ、兎ニ角業態上傳播ノ虞ノアル花柳病ニ罹レルコトヲ知ッテ賣淫スルコトヲ罷メサセタイト云フノガ趣旨デアリマス、随テ公娼ニモ第五條ノ條文ハ適用ガアル積リデアリマス、唯正規ノ検診ヲ受ケテ醫者ガ病氣ガ無イト云フコトデアレバ、稼業ニ従事シテモ、是ハ傳染ノ虞アル花柳病ニ罹レルコトヲ知ッテ賣淫シタト云フコトニハナラナイノデアリマスカラ此條文ニ掛ルコトハアリマセヌ」という答弁であった。[10]

＊　＊　＊　＊　＊

「結核予防法」(旧法)の法案を巡る発言も、さらには、「花柳病豫防法」の法案を巡る発言も、いずれも、何らかの制度が前置されたかのような発言である、と、彼は感じた。確かに、「傳染病豫防法」が、「結核予防法」(旧法)と「花柳病豫防法」の制定に年代的には前置されていることから、「結核予防法」(旧法)と「花柳病豫防法」は、「いきなり」「出現」したのではないといえそうである。ところが、彼が、ココでいう「いきなり」「出現」したのではない、と「感じた」のは、これらについての「議論」が、よく言われるような「(時間的な意味で)それ以前にあった」という、単純な意味ではないらしい。そうではなくて、「意味付与」された「普通名詞」としての「何か」が、既に、あった、という意味なのである。そして、いずれもが、「形」としては、例えば、「国」が公娼制度を、事実上、認めることとなった明治三三年の内務省令　第四四號　「娼妓取締規則」にみられるような、「感染」を巡る「力」と「空間」の役割についての「議論」であるかのように感じていた。であるから、もう少し踏み込めば、「感染経路」についての「議論」についても探り出せるのではないか、と、彼は思っていた。「公娼」と「私娼」という「議論」に踏み込みながらも、既に存在している制度を前提とした「答弁」となっている箇所に踏み込めば、もっと、「何か」が見えてくるはずだ、と、確信めいた状態になっていたのである。何度も、何度も、彼は、同じ箇所を読んでみた。

結果として、彼が探り当てたものは、「花柳病豫防法」の法案についての趣旨説明であった。そこにあったモノは「此法案ハ女子ノミヲ處罰シテ男子ニ及バヌノハ不公平デハナイカト云フ誤解ガアラウカト思ヒマスノデ、其點ヲ説明シタイノデアリマス、本會議ニ於テ政務次官ヨリモ答辯セラレマシタ通リ、此法案ニ於キマシテハ何處ニモ男女ノ區別ハ致シテ居ラヌノデアリマシテ、花柳病傳染ノ主要源泉デアル賣淫ト云フコトヲ眼中ニ置イテオルノデアリマス、随テ男デアッテモ傳染ノ危險アル花柳病ニ罹レル者ガ若シ賣淫ヲスルヤウナコトガアレバ、處罰セラル、コトハ勿論デアルト共ニ、相手方デアル女子ハ處罰セラレナイト云フコトニナリマス、又傳染ノ虞アル花柳病ニ罹ッタ女子ノ性的行爲デアリマシテモ、賣淫デナケレバ處罰セラレナイノデアリマシテ、決シテ女子ナルガ故ニ處罰スルト云フコトハナイノデアリマス、併ナガラ實際ニ於テ女子ガ處罰セラルルコトガ多イ結果ニナルノハ、賣淫ト云フコトガ男子ニハ殆ド其事ガナク、概シテ女子ニノミ之ヲ見ル自然ノ結果カラデアアリマシテ、特ニ女子ニノミ酷ニスルト云フ積リハ少シモナイノデアリマス、現行ノ制度ニ於キマシテモ淫ヲ鬻グ女子ハ處罰サレマスガ、淫ヲ買フ男子ハ檢診ヲ受ケヌト云フコトニナッテ居ルノデアリマス、此法案ノ趣旨モ是等ノ制度ト軌ヲ一ニスルモノデアリマシテ、畢竟花柳病傳播ノ源泉ニ向ッテ、其傳播ノ途ヲ防止シタイト云フ趣旨ナノデアリマス」とする、法案の趣旨説明であった。[11] 確かに、ソコにあったモノは、「感染経路」についての「議論」を見せてくれるだけのモノではなく、「宿主」や「感染」についての「議論」をも見せてくれるモノでもあった。ただ、なぜだかは解らないものの、そのいずれもが、「何らかの制度」が、既に、前置されたような発言であった、と、彼は感じていた。

二〇二十年十月　福岡

「マスク」の着脱についての心情は、多少の差はあるのであろうが、菊池寛の書いた物語の「マスク」に、実に、見事に描かれているような気がする、と、彼は思っていた。[12]「予防」に係る具体的手法としての「マスク」でさえ、あのような心情的なこととして描かれるわけであるから、一般的な意味での「予防」についての「議論」は、さぞや、一層複雑で、急進的なものになっているのであろう、と、彼は思っていた。この微妙な気持ちは、例えば、①「科学的」には、罹患したとは「認定はされないだろう」という確定的なことと、②「認定の権限」を、「ある人たち」に独占させるのはおかしいという「素人の専門家化」の絡んだような、さらには、③「感染しましたという自称」は認められないということは重々分かっている、というものが、複雑に絡み合った、さらには、④「科学的」なものを求めるという、そのような心情と同じものなのであろう、と彼は思っている。

＊　＊　＊　＊　＊

「感染症」に感染しているのではないか、という「心配」や「疑い」を巡っては、「ちゃんとした健診結果」を、というような「専門性」に、どこかで依存しつつも、「私たちだって知らない訳ではない」というような、「専門家化」した「意識」や、「脱素人化」した「意識」が働くのであろう。知識化したそれまでの「形」とは異なるような「議論」が、「専門性」と「脱素人化」という、現代ならではの独自性を持って頻出するのを、彼は肌で感じていた。

＊　＊　＊　＊　＊

カメラを引くようにして「議論」の「姿」を眺め、「議論というもの」について考えていた彼は、限られた「単語」しか使用していない「議論」であっても、「形」としては、表出していない多くのものを「表現」させることになるのであろう、ということに思いをはせていた。そして、ソコに「何か」があるのではないか、という感覚は、実は、「何か」を構成していると思われる様々な具体的なものを見た結果としての抽象化された「一つの普通名詞」的な「表現」なのではないか、と、彼は考えていた。「鼠」、「ゴミの量」、「マスク」、「数」、「発熱」等などの具体的な情報に触れた時の感覚は、多分、〝ここに「感染症」がある〟という「表現」になるのだろうな、と、彼は思っていた。

（1）第一回国会　衆議院　厚生委員会　第四号　昭和二二年七月二八日（国会会議録検索システム二〇二二年六月三〇日アクセス）。
（2）同。二〇二二年六月三〇日アクセス。
（3）同。二〇二二年六月三〇日アクセス。
（4）第一四二回国会　衆議院　厚生委員会　第一三号　平成一〇年五月二二日（国会会議録検索システム二〇二二年七月七日アクセス）。
（5）第一六五回国会　衆議院　厚生労働委員会　第六号　平成一八年一一月一〇日（国会会議録検索システム二〇二二年七月七日アクセス）。新井委員のこの発言の前には、外口政府参考人（当時）による「感染症は、その疾病の性格から患者への差別、偏見を生みやすく、人権の保護については十分に尊重する必要があります。このため、今回の改正において、必要最小限度の措置を講ずる旨の原則を明記、就業制限や入院勧告等に関する感染症診査協議会の関与の強化、入院勧告の際の適切な説明、入院延長に関する意見聴取手続や入院に関する苦情の申し出制度の創設等の感染症の患者の人権の尊重に関する規定を設けたところであります。なお、結核予防法については、患者の人権上、手続が十分ではなかったことや、特定の感染症の病名を冠した法律は差別、偏見の温床になるとの指摘があったところであり、こうした御意見も踏まえて、これを廃止して感染症法に統合することとしたものであります。感染症法の施行に当たっては、こういった考え方についての関係機関への周知も含め、これらの規定の適正な施行に努めてまいりたいと思います。」という発言があった。

(6)［物語］で使用した三つの法律は、具体的には、①傳染病豫防法（明治三〇年　法律　第三六號）、②結核豫防法（大正八年　法律　第二六號、「旧法」）、③「花柳病豫防法」（昭和二年　法律　第四八號）である。

(7)『官報』號外　第十回帝國議會　貴族院議事速記錄第十六號』明治三〇年三月九日　傳染病豫防法案　第一讀讀會一五三頁、（政府委員（当時）　三崎龜之助氏発言）。

(8)『第四十一回帝國議會　衆議院　精神病院法案（結核豫防法案「トラホーム」豫防法案）委員會議錄（速記）第五回』大正八年三月一日三五～三六頁、（政府委員（当時）　杉山四五郎氏発言）。

(9)『第五十二回帝國議會　衆議院　未成年者飲酒禁止法中改正法律案委員會議錄（速記）第七號』付託議案　花柳病豫防法案（政府提出）昭和二年三月八日　四頁、（加藤委員（当時）発言）

(10)同前、（山田内務省衛生局長（当時）の法案趣旨説明の発言）。

(11) 同前、(山田内務省衛生局長(当時)の法案趣旨説明の発言)。
(12) 物語に出てくる「彼」が読んだ菊池寛の「マスク」は、菊池寛(二〇二一)『マスク』、文藝春秋(文春文庫)の八頁から一六頁に収められているものである。

物語Ⅴ　読書会

二〇二十年十月　東京

その人達は仲間との読書会を、毎月、最終土曜日に実施している。読書会といっても、あらかじめ決められていたテーマについて、毎月末、参加者が自分の選んだ本を持ち寄るというものである。とはいっても、持ち寄るだけではなく、『本』の内容の簡単な紹介と感想を述べなければならない。月に一度とはいっても、これは、これで、結構大変である。会員が十人余りの会であっても、持参した『本』がダブることがあるからである。ダブってしまうと、『本』の内容の簡単な紹介が、複雑な様相になってくる。

会員の本業は皆バラバラで、特につながりがあったわけではなく、どういう訳だか、集まるようになっていた。「ジェンダー」をテーマとした今月末の読書会を終え、翌月のテーマについての発案者がテーマを提案した。提案されたテーマは「感染症」であった。

二〇時過ぎ、会が終わり、解散して、都電に乗る数名と地下鉄に乗る数名、そして、都バスに乗る数名に分かれて、ソレゾレが帰路についた。編集の仕事をしている男性、大学院生、そして、「疾病の哲学」を専門としている大学教授が都電のグループである。


「感染症、ですかー」

「まいったなー」

「困ったよ」

「今から、池袋で探そうか」

「私はもっているから、大丈夫です」

「カミュ?」

「はずれですね。遠藤周作です」

「困ったなー」

「いつものように、ワインでも飲みながら、三人で前準備しませんか?」

「さんせーい」

雑司ヶ谷で降りて、少し歩いて、前準備と称した「飲み会」は実施された。カミュなら「ペスト」、遠藤周作なら「ハンセン病（癩病）」、菊地寛なら「スペイン風邪」となりそうであるものの、しかし、テーマとしては普通名詞の「感染症」であるから、どうしたものか、と、話は盛り上がっていた。編集の仕事をしている彼は、自宅には、いやになるほどの書籍を持っている。普通名詞の「感染症」に関するものも何冊かあるらしい。

いつもの通りといえば、いつもの通り、地下鉄のグループ、そして、都バスのグループも同様の状態であった。翌月のテーマ提案者は、三名の地下鉄のグループの中の一人であり、彼も編集者であった。自身の提案が、まさか、こんな様相で盛り上がるとは予想もしていなかった。


「ちょっと大変ですよね。提案者としては、何を狙ったの？」

「実は、哲学的なことを」

「でしょ？」

「わかりましたか？」

「うすうすと」

「どうしてですか？」

「来月わかりますよ」

＊　＊　＊　＊　＊

翌月になっての読書会は見事なぐらいに大変であった。持ち寄られた『本』は、遠藤周作の『死海のほとり』、カミュの『ペスト』、細井和喜蔵の『女工哀史』、松本清張の『砂の器』、ボッカッチョの『デカメロン』、ダニエル・デフォーの『ペストの記憶』、そして、山本茂実の『あゝ野麦峠（ある製糸工女哀史）』であり、予想通りというべきか、遠藤周作の『死海のほとり』とカミュの『ペスト』は、三名が持ってきていた。どういう訳だか、A・マンゾーニの『いいなづけ　一七世紀ミラーノの物語』と徳富蘆花の『不如帰』、そして、ル・クレジオの『隔離の島』を持ってきた参加者は一人もいなかった。テーマ提案者である編集者は、一人で四冊持ってきていた。皆が持ち寄った『本』で扱われている「感染症」は、「ハンセン病（癩病）」、「ペスト」、「結核」であり、不思議なコトに「寄生虫」や「性病」に関する『本』は一冊も無かった。進行係になるテーマ提案者が、まとまっているような、バラバラなような、どう進めるかを悩んでいる、と、話し始めた。

「その悩みが進行の鍵では？」

「どういうコトですか?」

「まずは、悩んでいるコトの中身を、そのまま話してみたら、どうですか?」

「確かに。まず、私が考えていたことはですね、提案した先月の時点では、なんとなくですが、このような時期でもありますし、テーマとして、一つのまとまりがありそうな気がしていた訳です。それが、そのような気持ちが、何故だかわからないのですが、バラバラなような、しかも、まとまっているような、という方向に進んでいったのです」

「深いなー」

「ソレだけではなくて」

「ストップ!!」

「ストップ」と言ってブレーキをかけさせたのは、専門が「疾病の哲学」である大学教授であった。遠藤周作の『死海のほとり』を持参した教授自身がこんがらがっていたのである。ソレを克服すべく、教授は、今回のテーマに使えそうな資料のコピーを複数持参していた。皆に諮ったところ、「ソレを配布してよい」ということになり、配布した結果、事態は、さらに、複雑化していった。[1]

「混乱させて、申し訳ありません。ただ、コノ資料を見ていただくと、「感染症」についての「ことば」に悩んでいる専門家がいることが分かると思います。このように、「感染症」についての「ことば」で悩む人もいるのだ、と、ただ、ただ、驚きました」

教授は、このように言って、「病原微生物の検出はできなくても、少なくとも血清診断によって診断し得るであろうというのは、大体文献的な面からそういう御発言になったんだろうと思います。」という発言や、「これは、この新感染症というものの定義の問題であって」であるとか、「これは今の現状における医学の常識では考えられない何かそういうものが起こったときの対応ということで、こういう新感染症という言葉が出てきたんだろうと思うんです。最初は原因不明の感染症という言葉が報告のときに使われていて、私は非常に抵抗を感じたんですけれども、むしろ新感染症という言葉は全く未知の新しいものという感じで、これはもう頭の中で考えたことで、現状ではこれに対する対応というのは一号感染症に準じたことになるわけです。」という発言であるとか、さらには、「ただし、こういうものがなければそういうものが起こったときの対応がとれないわけですから、あることの必要性は認めるわけです。そこでそういうものが出てきて、もしその病原微生物がわかって検出されれば、これは指定感染症になっていくわけですね。だから、さっきもお話ししたように、指定感染症というのは、今あるものの中で非常に猛威を振るったものも指定感染症になるだろうし、新感染症の中でだんだんわかってきて指定感染症になる、その二つがあるだろうと思います。」という発言の箇所に注目して欲しいと言った。[2]

＊＊＊＊＊

配布された資料を読んでみると、確かに、「現状における医学の常識では考えられない何かそういうものが起こったときの対応ということで、こういう新感染症という言葉が出てきたんだろうと思うんです。」であるとか、「最初は原因不明の感染症という言葉が報告のときに使われていて」という発言記録が出てきたのである。しかも、教授が言うには、これらは、「ことば」の選択についての、ゼロ地点からの真摯な発言であるということらしいのである。

「ここですよ。私が悩んでいたのは」

「ですよね？」

「しかも、「ことば」の選択以降の具体的名称の付与にまで言及している」

「すごい、結構やってるんだね」

「結果は、ソレでいいのですが、大切なコトは、このような「議論」になる前の段階に接近するコトです。まずは、眼前の「コップ」や「茶わん」のような「実際に存在している」とされるモノ」とされているものと、そして、「状態」とか、「考え方」とされるもの、との関係と、さらには、「ことば」で描く、ということについてですね。資料で経験してみませんか」

「出た!!だから、コノ読書会は休めないのだ」

そこで、教授は、明治三〇年の「傳染病豫防法」の条文を配布した。「傳染病豫防法」でいう「傳染病」が、第一條に挙げられているのを確認してもらい、順に読んでもらうことにした。最初の「虎列剌」は「これら」、次の「赤痢」は「せきり」、そして、「腸窒扶私」は「ちょうちふす」、「痘瘡」は「とうそう」、「蔆疹窒扶私」は「はっしんちふす」、「猩紅熱」は「しょうこうねつ」、「實布垤利亞（格魯布ヲ含ム）」は、というところで止まってしまった。「じふてりあ」までは良いのであるが、その次の「格魯布」が読めない。教授が言う前に、大学院生が「くるっぷ」と言った。次の「ペスト」は「ぺすと」ということで、一通り終わった。「格魯布」については、読めないし、意味もわからない。だからといって、「腸窒扶私」であるとか、「猩紅熱」であるとかは、「科学的」に知らなくても、知っているような気持ちになっていませんか、と、教授は言った。

＊＊＊＊＊

「では、「格魯布」という漢字を、「音」としてクルップと読むと教えられた場合は、どうでしょう。医師であれは、krupp か、ということになるのでしょうが、私たちは、多分、「何?」のままではないでしょうか。ココに、「感染症」を巡る「音」と「意味」との関係があるのですね」と、教授は、もっともらしく言った。

確かに、「格魯布」と比べて、「腸窒扶私」や「猩紅熱」は、読み方を知っているだけの「ことば」に近いのに、「腸窒扶私」や「猩紅熱」という「固有名詞」が、会員たちの意識の中で、「意味」的なものを派生させて、「普通名詞」化しているのである。ソレに対して、「格魯布」は読み方が分かったとしても、読書会の会員にとっては、何らの「意味」をも発生させない「固有名詞」のままなのである。

では、「具体的名称を使って、少しだけ角度を変えて考えてみましょう」、と、教授は、楽しそうに言った。

「外国語の翻訳であれ、もともとの日本語であれ、とりあえずは、「固有名詞」としての名称は付されている訳ですね。たとえは、「虎列剌病」だとか、「癩病」だとか、ですね。では、「虎列剌病」と「コレラ」、「エイズ」と「AIDS」と「後天性免疫不全症候群」は、いかがでしょうか。さらには、「黴毒」と「梅毒」、そして、「癩病」と「らい病」と「ハンセン病」は、いかがでしょうか。」

いかがでしょうか、という「問いかけ」の「意味」が理解できていたのは、残念なことに、「問いかけ」をした教授だけであった。


「いかがでしょうか、といわれても。教授先生。先生自身が何を問うているのかが分かってなさそうな気がするのですが……」

「やっぱり、気が付きましたか」

「先生なら、もっと、易しく説明できるでしょ？」

「じゃ、やってみましょうかね」

「うれしいけど、コレは大変なコトですよ。今日中に終わらないかもしれません。みなさん、宿舎、用意しましょうか」

教授は困り果てていた。先ほど併置したソレゾレは、レベルの差こそあれ、ソレゾレが、「同じ」とも言えるし、「異なる」ともいえる、と、教授は考えている。であるから、「ハンセン病」という「語」を使用して、「癩病」のコトを語れるのか、と問われれば、「可能である」ともいえるし、「不可能である」ともいえる、と、考えている。ただ、「解」がいずれであるにしても、「コレコレということであれば」という、何らかの前提的な条件が付けられるコトになる。何か良い方法はないものであろうか、と考え込んでいたところ、テーマの提案者である編集者が、「こうしてみませんか?」と口火を切った。

「まず、三人が持ってきた遠藤周作の『死海のほとり』を、皆で共有しましょう。「感染症」について、どのような「ことば」が使用されていますか?　私の持ってきた二〇二一年の第三〇刷では、「ことば」として「癩」が使用されています」

「その中の「癩」という「ことば」を「ハンセン病」という「ことば」に入れ替えてみませんか?　そうですね。二〇二一年の第三〇刷なら三五頁ということになります。御殿場の癩病院に慰問に行って、患者さん達のチームと野球をする、そんな場面ですね」

参加者のみんなが、三五頁（二〇二一年の第三〇刷）にはまり込んでいた。そこには「走れと誰かが叫び、一塁を夢中で通り抜けて二塁に駆けだした時、サードからボールを受け取った患者が追いかけてきた。二つのベースにはさまれた私は、ボールを持った癩患者の手が自分の体に触れると思うと足がすくんだ。二塁手のぬけ上がった額と厚い歪んだ唇を間近に見た時、思わず足をとめて怯えた目でその患者を見上げた。「おいきなさい……触れませんから……」静かにソノ患者は小声で言った」と記述されていた。

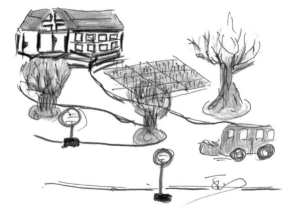

　ソレの「癩患者」という「ことば」の部分を「ハンセン病患者」という「ことば」に入れ替えてみると、結果は「走れと誰かが叫び、一塁を夢中で通り抜けて二塁に駆けだした時、サードからボールを受け取った患者が追いかけてきた。二つのベースにはさまれた私は、ボールを持ったハンセン病患者の手が自分の体に触れると思うと足がすくんだ。二塁手のぬけ上がった額と厚い歪んだ唇を間近に見た時、思わず足をとめて怯えた

目でその患者を見上げた。「おいきなさい……触れませんから……」静かにソノ患者は小声で言った……」となった。

参加者一同は、シーンと静かになった。参加者のソレゾレが、多分、上手く言えないけれども、「何か」が生じた、という、まさに、なんとも言えない、という、状態であったのだろう。


「皆さん、「何」がどうなったのでしょうかね？」

「そのぅー」


よせばいいのに、教授は、文中の「慰問に行った二つのベースにはさまれた私」を入れ替えてみませんか？　といって、みんなに説明を始めた。その説明によれば、野球の場面で、御殿場の癩病院に慰問に行った「私」を「彼」に入れ替えて、入院している二塁を守っていた患者を「私」として、ソノ入院している「私」が、御殿場の癩病院に慰問に来た人達のコトを、どのように描くことになるか、という提案であった。

テーマを発案した編集者の彼が、「自分がやってみましょう」と言って、積極的に役割をかってでた。「私たちは守備についていた。大きなあたりがあって、慰問に来ていた誰かが、走れと叫び、打者は、一塁を夢中で通り抜けて二塁に駆けだした時、サードからボールを受け取った私が追いかけていった。二つのベースにはさまれた彼は、ボールを持った癩患者の手が、私の手が、自分の体に触れると思ったのであろう、足がすくんだようだった。私のぬけ上がった額と厚い歪んだ唇を間近に見た時、彼は、思わず足をとめて怯えた目で私を見上げた。「おいきなさい……触れませんから……」と、私は、静かに、彼に、小声で言った」となります、と、テーマを発案した編集者の彼はいった。参加者一同は、再び、シーンと静かになった。

教授は、「まだまだ、これでは終わりませんよ」と言って、「この野球のシーンを、患者さんたちと、慰問に来た人たちとの「両方」を、実況中継のように、外側から観察している「表現」では、どうなりますか？」といった。再び、テーマを発案した編集者の彼が、「自分がやってみましょう」と言った。慰問に来ていた側の誰かが、「入院している人たちが守備についていた。大きな当たりがあって、慰問に来ていた側の誰かが、走れと叫び、打者が、一塁を夢中で通り抜けて二塁に駆けだした時、サードからボールを受け取った二塁手の患者が追いかけていった。二つのベースにはさまれた慰問に来ていた彼は、ボールを持った癩患者の手が、自分の体に触れると思ったのだろうか、まるで、足がすくんだようにみえた。患者のぬけ上がった額と厚い歪んだ唇を間近に見た瞬間、走っていた彼は、思わず足をとめて、怯えたような感じになっていた。「おいきなさい……触れませんから……」と、患者は、静かに、彼に、小声で言った」となります、と、テーマを発案した編集者はいった。参加者一同は、再び静かになったが、すこしだけ、休めたような気分であった。

遠藤周作の『死海のほとり』の二〇二一年の第三〇刷を読んだことがない人がいたとして、「癩」という「ことば」ではなくて、「ハンセン病」という具合に「ことば」が入れ替えられた「作品」があったとして、その人が、それを、「オリジナル」だと思って読んだ場合はどうでしょう？　と、誰かが発言した。教授は、その質問を待っていたようであった。(3)

遠藤周作の『死海のほとり』の構成は、〈巡礼　一〉〈群像の一人　一〉〈巡礼　二〉〈群像の一人　二〉という具合に、交互の構成で、最後の〈巡礼　七〉までで構成されている。先ほどの「野球の場面」は、〈巡礼　一〉の終わりのあたりに出てくるものである。そのあとの〈群像の一人　一〉では、人びとが、病気を治せない「役ただず」という感情を、イエスに対して抱く場面が描かれる。イエスが、静かに、その町を出てゆく場面は、まさに、「御殿場の癩病院に慰問に行った」若い人達と「患者さん」との「野球の場面」における、「おいきなさい……触れませんから……」ではないか、と、教授は思っていた。

このコトは、「癩豫防ニ關スル法律」（明治四〇年　法律　第一一號）との関係でいうなら、一方で、「らい予防法」（昭和二八年　法律　第二一四号）の制定によって「癩豫防ニ關スル法律」

は消滅したともいえるし、他方で、「らい予防法」は「癩豫防ニ關スル法律」の「再生産」ともいえる、というコトと重なり合っている。「らい予防法」の制定により、法律の形態として、「癩豫防ニ關スル法律」は廃止されたわけであるが、それ以上に、そのことは、「形」だけのモノを超えた思考に突入することの大切さを表出させることとなったと、参加者の皆が気づいていた。そして、その思考方法は、「らい予防法の廃止に関する法律」（平成八年法律　第二八号）の制定、施行を巡る思考方怯とは、次元を、全く、異にするものである、ということにも気づいていた。

「法改正とか、裁判とか、学術の学会とかは、ここまで考えているのでしょうか？」

「さあ、どうでしょうか。ただ、「ことば」の使い方と表現方法が、「作法」として「様式」化されていますから、それを乗り越えて、しかも、他の人の理解を得ながら、思いを「ことば」で表現するコトは困難なのではないでしょうか」

「そのようなコトにチャレンジしたコトは無いのですか？」

「そこには、「ことば」というものを使って「表現」する際の、高い壁があります。「ことば」化というコトが出来ないモノを「ことば」化しようとしているのかもしれません。「LGBTQ」や「ジェンダー」について、そして、「障害者」、とりわけ、「精神障害者」であるとか、「知的障害者」といわれる方達のなした「表現」についても、さらには、「自死した本人」が残した遺書や「音声」についても」

静かになるどころか、参加者の中には、「ことば」に出来ずに、声をあげて泣いている人もいた。(4)

＊＊＊＊＊

教授は、涙声ではあったものの、久々に絶好調であった。たたみかけるように、もうひとつ提供しましょうと言って、「癩」という「ことば」と、「ハンゼン氏病」という「ことば」の使われ方の参考になりそうな議事録を配布した。

配布されたその資料には「癩予防法、癩という代りにハンゼン氏病という名称を使つてはどうかという御意見につきましては、従来いろいろのかたからそういうお話を承わり、又患者のほうでもそれを希望しているということを承知しておるのでございますが、らいと申しますのは学名でございまして、これをほかの名称に変えるということは学問上からもなかなか困難な点であると存ずるのでございまして、ハンゼン氏病というのが現在、らい菌を発見した人がハンゼンであるからというのでそう言つてはどうかというお話があるのでございますが、世界中で、あまりこのハンゼン氏病という名称が使われてはおりませんし、又先般国際連合の一つの機関であります世界保健機関から通達が廻つて参りましたのによりましても、らいというものは学名そのままの、原語で申しますとレプロシーという言葉を使つてほしいという通達が廻つて参りました。癩という文字そのものにも非常に悪い意味がある。……」と書かれていた。(5)

教授は、「何らかの「形」で一本化し得ないような、構造的な、そんな「何か」が、「あっち」と「こっち」を意識しながら揺らいでいる「姿」が、ココにはありそうです」と呟いた。参加者一同は、シーンと静かになった。参加者のソレゾレが、多分、なんとも言えない、という、まさに、なんとも言えない、という、状態であったのだろう。

教授は、ソノ日の読書会の解散前に、よせばいいのに、「これで本当に最後ですよ。「あっち」と「こっち」を創出する具体的なやり方です。」といって、「虎列刺病豫防法心得（明治一〇年　内務省　達　乙　第七九號）」のプリントを提供した。配布されたそのプリントの第四條と書かれた箇所には「避病院ニハ黄色ノ布ニQ字ヲ黒記シタル標旗ヲ建テ其境界ニハ制止榜ヲ建テ嚴シク外人ノ交通ヲ絶ツヘシ」と印字されていた。(6)

＊　＊　＊　＊　＊　＊

参加者一同は、まさに、「様式化」された「ことば」にできない、なんとも言えない、「えー」、「うぅーん」という状態であった。〝ここに「感染症」がある〟とは、まさに、このようなコトなのであろうという思いに、皆が浸っていた。

翌月の「テーマ」として提案されたモノは「記号」であった。

（1）［物語］で使用した、教授が配布した「コピー資料」にあった発言とは、具体的には、以下のモノである。

「今の問題に関連しては、これはビールス性疾患がほとんどであって、余り私はビールスに関して専門ではございませんけれども、恐らくその議論の中で出ていることは、病原微生物の検出はできなくても、少なくとも血清診断によって診断し得るであろうというのは、大体文献的な面からそういう御発言になったんだろうと思います。将来そういうことに努力をしてそういうものを日本につくるということに関しては、私はそのことに対しては何も情報を持っておりませんから、お答えする材料がございません。ですから、現状ではこういうものが出てきたときには血清学的診断において対応できるだろうと思います。しかし、さっきのような新感染症というようなものが入ってきますと血清学的診断もできませんし、病原微生物は送るということになりますから、やや問題は残るかもしれません。これは、この新感染症というものの定義の問題であって、私も大分この審議のときに議論をいたしましたけれども、これは今の現状における医学の常識では考えられない何かそういうものが起こったときの対応ということで、こういう新感染症という言葉が出てきたんだろうと思うんです。最初は原因不明の感染症という言葉が報告のときに使われていて、私は非常に抵抗を感じたんですけれども、むしろ新感染症という言葉は全く未知の新しいものという感じで、これはもう頭の中で考えたことで、現状ではこれに対する対応というのは一号感染症に準じたことになるわけです。ですから、報告書をお読みいただきますと、この診断の過程のところがいささか難解に書いてあると思いますが、非常に私は難しい問題が残っているだろうと思います。ただし、こういうものがなければそういうものが起こったときの対応がとれないわけですから、あることの必要性は認めるわけです。そこでそういうものが出てきて、もしその病原微生物がわかって検出されれば、これは指定感染症になっていくわけですね。だから、さっきもお話ししたように、指定感染症というのは、今あるものの中で非常に猛威を振るったものも指定感染症になるだろうし、新感染症の中でだんだんわかってきて指定感染症になる、その二つがあるだろうと思います。ですから、後半のものに関しては現状で対応できるかどうかということに関してはお答えする材料がございません……」第一四二回国会　参議院　国民福祉委員会　第九号　平成一〇年四月二一日（参考人（当時）　清水喜八郎氏　発言）、（国会会議録検索システム二〇二二年八月一八日アクセス）。

（2）　同前。

（3）　同様のことは、もちろん、遠藤周作の『わたしが・棄てた・女』についてもいえる。執筆にあたって、著者（＝久塚）が有していた「版」は、新らしいものから順に、①遠藤周作（二〇一二）『わたしが・棄てた・女（新装版）』、講談社（講談社文庫）、②遠藤周作（一九九〇）『わたしが・棄てた・女』、講談社（講談社文庫）、③遠藤周作（一九六四）『わたしが・棄てた・女』、文藝春秋新社、である。最も新らしい①の文庫本でいえば、その二〇〇頁に「空を見上げた。「あの……」ミツはおそるおそるさっきから迷っていたことを口に出した。「ハンセン病ってなんでしょうか。」「ハンセン病。」彼女は無邪気に首をかしげて、「ハンセン病……それ癩病のことじゃないかしら。」ミツの顔色がさっと変わり、若い看護婦ははじめて自分の言葉が相手に言ってはならぬものだったことに気づいた」という箇所がある。それの「ハンセン病……それ癩病のことじゃないかしら。」という部分の前後の「ことば」と、その使用法は、初版の第一刷以降、二〇二二年の版まで同じものであったのであろうか。「同じであった」としても、「変わっている」であっても、そこには「何か」があるのである。文庫本①の二〇〇頁で使用された「ハンセン病」という「ことば」であるが、「事実」でいえば、②の文庫本（一九九〇）の一六六頁では、「ハンセン氏病」という「ことば」で「表現」されており、③の本（一九六四）の一七九頁では「ハンゼン氏病」という「ことば」で表現されている。その他にも、使用された「ことば」は、多くの箇所で変えられている。ちなみに、「らい予防法」は、「癩豫防ニ關スル法律」（明治四〇年　法律　第一一號）の後を受けた、昭和二八年の法律第二一四号である。そして、廃止されたのは、「らい予防法の廃止に関する法律」（平成八年　法律　第二八号）による。

（4）　このようなことについては、リュス・イリガライ（浜名優美　訳）（一九九三）『差異の文化のために』、法政大学出版局、が重要なことを教えてくれる。邦訳された『この本』の原著は、Luce Irigaray "JE, TU, NOUS-Pour une culture de la difference–" (Éditions Grassert & Fasquelle, Paris, 1990) である。コノ本が訳出される少し前、日本では、一九八五年に「男女雇用機会均等法」が制定されている。「男」・「女」という「ことば」を使っての、制度としての「均等（≠平等）」促進であった。そのようなときに、私が『この本』をどのようなモノとして読んだのであろうかは、はっきりとは覚えていないが、「ことば」というものに傾注するきっかけを作ってくれた「一冊」が、多分、『この本』なのであろう。『この本』は、「当事者」ということについて、ソレまで気づくことのなかったコトの多くのコトを、私に教えてくれた。

（5）第一六回国会　参議院　厚生委員会　第一二号　昭和二八年七月九日（政府委員　山口正義氏当時　発言）、（国会会議録検索システム二〇二二年七月一三日アクセス）。

（6）内閣官報局『明治十年　法令全書』、博聞社、四二二頁。なお、ダニエル・デフォー（武田将明　訳）（二〇二二）『ペストの記憶　英国十八世紀文学叢書　第三巻』、研究社、の六五頁「閉鎖の実態（二）」には、「そして法令にあるとおり、家のドアに赤い十字の印がつけられ。さっき述べられたとおり外から南京錠もかけられて、監視人が玄関を見張るようになった」とある。

物語Ⅵ　「その人」の日課

二〇二十年十月　福岡

「その人」が、毎日、行なっているコトは、歩数を稼ぎ、赤ワインを頂きながら、「感染症（というもの）」にどのようにして接近するか、その「方法」についてひねくりまわす作業である。「感染症（というもの）」に接近するといっても、「病原体」に接近して「感染症」に罹患するということではない。ただ、どういう訳だか、「そのような何だかよくわからないモノ」に「接近したくなってしまう」らしいのである。そのようになったのは、多分、一〇歳頃の「小児せきり」の罹患経験と、「その人」の家にあった「野口」、「北里」という「偉人」についての「幻灯」の影響であろうと、「その人」は思っている。そして、「その人」は、「病原体」が存在することは認識できるとしても、「感染症」というものの存在は、どうやって認識できるのか？　ということで悩んでいる。「〇〇を感じる」という場合の、「〇〇を」という「〇〇」部分に「コーヒーが置かれた」ということであれば、「嗅覚」、「視覚」、「触覚」等など、色々あるのだが、「感染症」でいうなら、ソレは、一体、「何」なのだろう。

七〇歳半ばの、そのような「その人」は、赤ワインが不足してくると、自分は、一体、「何」をひねくりまわしているのだろうかというところに、「その人」自身がフワッーとなって落ち込んでゆくらしいのである。であるから、執筆用の仕事場には、輸血用の赤ワインが、いつも、豊富に置いてある。もちろん、昼食のときから飲んでいる。

「その人」は、「何らかのもの」として「感染症」が「意味付与」されて、「感染症（というもの）」になり、色々な場面で、ソレとして「使われている」と、ずいぶん以前から感じている。ソノ「色々な」という中でも、最も気にかけているのは、「分かれる理由」であるとか、「離れてゆく理由」に関して、である。「感染した」／「感染させる」ということが前面に出てくるというよりは、「感染したのではないか」という「疑いの発生」や、「感染したという出来事」を、①「軍人として役に立つのか」であるとか、②「家制度との関係で」であるとか、③さらには、「外見」というようなことと結びつけて、「分かれる理由」であるとか、「離れてゆく理由」になってしまうのではないか、と、「その人」は考えていた。「その人」にいわせれば、「分かれる理由」、「離れていく理由」といっても、「差別」や「偏見」といった単純な「話し」ではないらしい。「その人」は、自分の経験を振り返りながら、「感染症」だから「分かれる」、「感染症」だから「離れてゆく」のではなくて、結果として、「分かれるコト」、「離れてゆくコト」が生じるとして、その「分かれるコト」、「離れてゆくコト」を、それぞれの当事者が、それぞれの心の中で、「仕方がないコト」であるとか、「これでよかったのだ」であるとかに、先取り的に「構造化」しているものが、まさに、「感染症（というもの）」なのだ、ということらしい。ということから、「科学的に正しい」であるとか、「病原体がある」であるとか、「正しい数値が出ている」であるとかに関わりなく、「感染症（というもの）」は、「姿」を現したり、隠れたりするモノだと、「その人」は考えている。[1]

「その人」に言わせれば、このことは、「罹患」するだとか、「科学的」な、という意味での「感染症」ということではなく、「感染症」という「ことば」を使って「表現」される「コト」や「モノ」についての象徴的なモノが前面に出ている、ということである。さらには、我慢すべきだと理解されている「あること」についての日常的な不満を、「感染症（というもの）」に関連させて爆発させても、それは、それで、仕方がないことだとして、「感染症（というもの）」が機能することもある、と、「その人」は思っている。

そのような「その人」なので、様々な人たちがなしている「感染症（というもの）」についての「表現」について、それらを読んだり、それらを聞いたりしていると、「ところで、あの人たちは、一体、「何」を「対象」として「表現」しているのだろう？」と、考え込んでしまうことが、よく、あるらしい。というのも、「その人」は、近頃、とりわけ、「感染症（というもの）」を巡って考察する際の「方法」における「対象」というものの位置について考えているからである。であるから、新聞やテレビ等の表出している情報を見てしまうと、感じるのは、約束されたような「対象」化、もしくは、「作法」として「様式」化された「対象」化の横行、と、いうことになるらしい。新聞やテレビ等の表出している情報を見てしまうと、それに加えて、「方法」としての「論理」についても、気にかかるらしい。「その人」に言わせれば、見聞きする情報にある「論理性」は、「結核」は「感染」する／／「感染症」は「感染」する／／従って、「結核」は「感染症」である、というようなモノが圧倒的であるらしい。まるで、「飛行機」は「空を飛ぶ」／／「鳥」は「空を飛ぶ」／／従って、「飛行機」は「鳥」である、と、言っているように聞こえてくるらしい。

「その人」が言うには、「その人」が気にかけているコトは、考察を試みる人が、「感染症（というもの）」を巡っての「考察方法」にとっての「対象」というモノの占める位置を、不十分でもよいので、意識しているのか、と、いうコトであるらしい。

ある日、そのような「その人」に、私は、少し、意地悪な質問をしてみた。

「「感染症（というもの）」を巡っての「考察方法」にとっての、というところまでは、よく分かるのですが、「対象」というモノの占める位置を、不十分でもよいので、意識しているのか、というコトが、なんとなく、わかりにくいのです」

「あなたは、どう思いますか？」

「よく分からないから、質問してしまいました」

「使用されている日本の「ことば」自体は、分かりますか？」

「分かります」

「じゃ、どこが分からないのでしょうかね。困りましたね。じゃ、資料を持ってきましょうか」

「ありがとうございます」

「その人」は、嬉しそうにして、「花柳病豫防法」（昭和二年　法律　第四八號）と「性病予防法」（昭和二三年　法律　第六七号）に関してのプリントを持ってきた。そして、私に尋ねた。

「何についてのプリントでしょうか、「対象」は？」

「こちらは、花柳病豫防法関係です。もうひとつは、性病予防法関係です」

「ＯＫです。前者の資料が「対象」にしているのは、大雑把にいうと、花柳病豫防法関係のことですね。そして、もうひとつの資料が「対象」にしているのは、大雑把に言うと、性病予防法関係のことですね。では、その二つの資料を、一つの茶封筒に入れたとして、表に「何」と表題を付けましょうか？」

「性病というか、感染症関係となりそうです」

「よく分かってるじゃないですか。じゃ、資料の中に入りましょうか」

実は、ココからが、私にとっての、楽しくもあり、また、大変な場でもあったのである。「その人」は、まず、「花柳病豫防法」についての短い条文を、私に読ませた。そして、次に、「性病予防法」の条文を読ませた。一瞬、間をおいて、「その人」は、私に「いかがですか？」と言った。ただ、「いかがですか？」と言われても、何がどうなのかが、全く、分からないので、「えーっと」等と言って、時間を作っていたら、「その人」が「ソレ、ソレですよ」といった。「その人」が言うには、「その人」が言った「いかがですか？」という発言が、私にとっては、〈問われたコトの「対象」というものの占める位置が不明なモノ〉であった、ということになるらしい。そして、このようなことは、相手がいなくて、一人で思考している場合にも、よくあることらしい。「不十分でも良いので、意識しているのか」

とは、このようなことに関係していることであるらしい。数年前から、「その人」は、「何か」にアプローチするための「方法」ということに着目している、ということであった。

二〇一＋年＋月　東京

「その人」は、「方法」としての「分類」にも気にかけていた。それは、具体的にいうと、「感染症」の「分類」を巡っての、「固有名詞」と「普通名詞」との関係についてであった。

明治三〇年の「傳染病豫防法」（明治三〇年　法律　第三六號）が「傳染病」としていたのは、「虎列刺」、「赤痢」、「腸窒扶私」、「痘瘡」、「蕟疹窒扶私」、「猩紅熱」、「實布垤利亞（格魯布ヲ含ム）」、「ペスト」であった（第一條）が、この状態について、「その人」は、「普通名詞」的な「傳染病」というタイトルの下に、「固有名詞」的な「虎列刺」、「赤痢」、「腸窒扶私」、「痘瘡」、「蕟疹窒扶私」、「猩紅熱」、「實布垤利亞（格魯布ヲ含ム）」、「ペスト」が存在しており、個々のそれらが「傳染病豫防法」に包括される「形」になっている、と、考えていたのである。

ところが、「その人」が考えあぐねる「事実」が、すでに生じていた。それは、「傳染病豫防法」が、度重なる改正を経て、「感染症の予防及び感染症の患者に対する医療に関する法律」（平成一〇年　法律　第一一四号）となった時に、「感染症の予防及び感染症の患者に対する医療に関する法律」に統合されなかった「感染症」に関する法律があったということについてであった。確かに、「感染症の予防及び感染症の患者に対する医療に関する法律」の制定によって、制度的には、①傳染病豫防法（明治三〇年　法律　第三六号）、②性病予防法（昭和二三年　法律　第一六七号）、③後天性免疫不全症候群の予防に関する法律（平成元年　法律　第二号）は廃止されることになったが、「結核予防法」（昭和二六年　法律　第九六号）は廃止されずに、しかも、統合もされずに、しばらくは、そのまま、「独立的」に残存していたのである。「分類」を気にかけていた「その人」は、何故、「結核予防法」は統合されなかったのか、そこには、「何か」があるのではないか、と、とても気になっていた。

ところが、上手く出来ているもので、昼食の時に、日課としての赤ワインを頂きながら資料を見ていたら、多分、「これだろう」という面白いものが見つかったというのである。「その人」がいうには、見つかったモノは、「それでは、廃止されない結核予防法の方についても触れさせていただきます。先ほども申し上げましたけれども、占領下といいますか、その意図が色濃く反映した法律であるということを仄聞をいたしました。今回、廃止されないわけでございますけれども、伝染病予防法であればこれはもう廃止しないわけにはいかない。とてももう今の時代に通用する法律ではないわけでございますから。結核予防法は、昭和二十六年の法律ですけれども、十分とは言えないまでも、視点は今回出された公衆衛生審議会の答申の視点にかなり近いものがある。立脚点は近いものがある。「目的」自体、「結核の予防及び結核患者に対する適正な医療の普及を図ることによって、結核が個人的にも社会的にも害を及ぼすことを防止し、もって公共の福祉を増進する」、極めて新しい観点から法律がつくられている。国及び地方公共団体の責務も、「結核の予防及び結核患者の適正な医療に努めなければならない。」ということで責務も規定してあって、健康診断から予防接種という医療をメーンに据えて、そして、やむを得ざるときの隔離という進め方になっておるわけでございます。私は、この結核予防法は、今にわかに廃止しなければならないような法律ではない、公衆衛生審議会の答申の理念にかなり近い、そういう、伝染病予防法とは異質の法律である、こう解釈をしているのですが、どんなものでしょう」というもので、とても興味深い発言である、と、いうことであった[2]。

結果として出来あがった「感染症の予防及び感染症の患者に対する医療に関する法律」について、「その人」が注目したのは、「固有名詞」と「普通名詞」との関係であり、「感染症」という「ことば」の使用についての階層性についてであった。すなわち、制定当初、「感染症の予防及び感染症の患者に対する医療に関する法律」が「感染症」としたモノは、「固有名詞」的な「名称付与された形」で表出するのではなく、まずは、「一類感染症、二類感染症、三類感染症、四類感染症、指定感染症及び新感染症をいう。」（六条）という「形」にされていたのである。そして、その「一類感染症」が「エボラ出血熱、クリミア・コンゴ出血熱、ペスト、マールブルグ病及びラッサ熱をいう」という具合に、階層的に「分類」されていたのである。「その人」にとっては、なんともいえない、とても面白い「事実」が見つかったのである。ところが、その「事実」について、「そうなったのは、一体、なぜなのか？」、「想像するしかないのか？」と、「その人」は、再び、なってしまったらしいのである。

日課としての赤ワインを頂きながら、資料を見ていると、また、また、面白いものが見つかったということである。そこには、「法律というのは人間がつくりまして、それで人間が最低限守る法律なわけですよね。ですから、国民のためのものなわけですね。私たちが社会参加するための最低のルールなわけですね。それをきちっと知らせるというのは当たり前のことだと思うのですよ。ですから、当たり前のことが当たり前に行える社会をつくらないといけないと思うのですね。ですから、それはぜひつくっていただきたいと思います。それで、公衆衛生審議会の小委員会の報告書によりますと、ジフテリア、コレラは第三類に分類されているわけですね。しかし、この法案では二類なんですね。この変更の理由は何なのでしょうか。そして、最新の医学的水準によれば、ジフテリア、コレラ等は、隔離措置よりも接触者対策の、接触するそういう対策の充実の方でより対応すべきであると議論されているというわけなんですね。この辺がちょっと古いのではないかと思いますけれども、この変更の理由はどういうわけなんでしょうか」という、「分類」を気にかけている「その人」にとっては、とても興味深い発言が印字されていたということである。[3]

二〇一十年十月　東京

その後、「その人」にとって、さらに気にかかることが生じていた。それは、平成一八年に「結核予防法」は廃止され、「感染症の予防及び感染症の患者に対する医療に関する法律」に統合されることになったということである（平成一八年　法律　第一〇六号）。一体、これは、どういうことなのか？　と、「その人」はなってしまったらしいのである。

日課としての赤ワインを頂きながら、資料を見ている時に、「次に、感染症法に統合される結核予防法についてお伺いいたします。我が国は、先進国の中では結核の罹患率が高く、中蔓延国に位置づけられており、我が国において結核対策に関する法制度の必要性には変わりないと思いますが、結核予防法を廃止して感染症法に統合することによって、社会的な差別また偏見を生む懸念があるのではないかと思っております。特に、ハンセン病等に対する偏見、差別を助長し、多くの苦しみを与えた歴史があるわけでありますので、この人権問題などについてはどのように対応していくのか、お伺いしたいと思います」という「質問」（新井悦二 委員（当時）発言）がなされていることに気が付いた。[4] そして、ソレに対しての、「感染症は、その疾病の性格から患者への差別、偏見を生みやすく、人権の保護については十分に尊重する必要があります。このため、今回の改正において、必要最小限度の措置を講ずる旨の原則を明記、就業制限や入院勧告等に関する感染症診査協議会の関与の強化、入院勧告の際の適切な説明、入院延長に関する意見聴取手続や入院に関する苦情の申し出制度の創設等の感染症の患者の人権の尊重に関する規定を設けたところでありますす。なお、結核予防法については、患者の人権上、手続が十分ではなかったことや、特定の感染症の病名を冠した法律は差別、偏見の温床になるとの指摘があったところであり、こうした御意見も踏まえて、これを廃止して感染症法に統合することとしたものでありますす。感染症法の施行に当たっては、こういった考え方についての関係機関への周知も含め、これらの規定の適正な施行に努めてまいりたいと思います。」という「回答」（外口政府参考人（当時）発言）もみつけたのである。[5] それで終わればよかったのであるが、実は、そうはいかなかったのである。その「回答」に対してのさらなる質問も見つけてしまったのである。それは、「そうですね。結核予防法を廃止して感染症法に入れたことで要するに人権問題を防ぐとありますけれども、逆に、感染症法にすべてを含んじゃっているので人権問題が生じるおそれもあると思いますので、そこら辺のことはしっかりと国としても対応していただきたいと思っております。結核は国内最大の感染症であるということと、結核予防法に関しては、きめ細かな健康診断や外来医療に対する適切な医療の規定など、結核対策の規定がありますが、感染症法にはこれらの規定をどのようにしていくのか、お伺いいたします。」（新井悦二　委員（当時）発言）というもので、「その人」にとっては、わかったようで、わからない、なんとも「表現」できない、極めつけの発言であったらしい[6]。

二〇一十年十月　東京

「固有名詞」的な個々の「名称付与された感染症」について、そして、総称的に使用される「感染症」という「ことば」について、「その人」は、人びとが、どのように「理解」することになっているのか？　ということについて、発言者の『理解』と「説明」というレベルでも気になっていた。発言者にとっての最終結論が、既に、予定的に確定しているにもかかわらず、「理解」と「説明」が、発言のなかで、大きく揺れることを、たびたび見せつけられているから、ということが理由である、ということである。例えば、「癩予防法、癩という代りにハンゼン氏病という名称を使ってはどうかという御意見につきましては、従来いろいろのかたからそういうお話を承わり、又患者のほうでもそれを希望しているということを承知しておるのでございますが、らいと申しますのは学名でございまして、これをほかの名称に変えるということは学問上からもなかなか困難な点であると存ずるのでございまして、ハンゼン氏病というのが現在、らい菌を発見した人がハンゼンであるからというのでそう言つてはどうかというお話があるのでございますが、世界中で、あまりこのハンゼン氏病という名称が使われてはおりませんし、又先般国際連合の一つの機関であります世界保健機関から通達が廻つて参りましたのによりましても、らいというものは学名そのままの、原語で申しますとレプロシーという言葉を使つてほしいという通達が廻つて参りました。癩という文字そのものにも非常に悪い意味がある。例えば曾つてらい病に対して、らいという疾患に対して用いられました天刑病というような言葉でございますと、それは言葉そのものに非常に悪い意味がございますので変えなければならないと思うのでございますが、癩という字そのものには悪い意味はあるのではございませんので、むしろ一般の人たちからいというものを正しく理解していないという点に根抵があるのではないかというふうに考えられるのでございます。ハンゼン氏病というふうに若し変えてみますと、そうすれば、ハンゼン氏病とは何だというふうに必ず言われると思うのでございます。

そういう場合にそれはらいのことであると申しますと、らいという名称に対して一般の人たちの考えが変わらない限り、やはり同じような心配が起つて来るのではないかというふうに考えられるのでございまして、私どもといたしましてはハンゼン氏病というふうに名称を変えるということで事は解決するとは考えられないというふうに存じておりまして、むしろ本法の第二条にもございまするように、らいという疾患に対して従来遺伝性の疾患であるというふうに考えられておりましたのを、これを伝染性の疾患であり又早期に発見して適当な治療をいたしますれば相当警戒し得るものであると、いうふうな正しい知識を一般の人達に普及させる方が、より重要なことであるというふうに考えておりますので、直ちにらいという一一名称をハンゼン氏病という名称に変えなくてもいいのではないかというふうに考えておるわけでございます」という山口正義氏（政府委員　当時）の「発言」は、幾度も読んでいた資料の中で、「そのひと」が、最も、気にかけている箇所である、ということであった。(7)

二〇二＋年＋月　福岡

数年前に退職した「そのひと」は、「感染症（というもの）」に接近するにあたって、「方法」

としての「理解」と「説明」は、どのような役割を担っているのかが、気にかかったままである。「日課」としての赤ワインを頂きながら、「何か」が見つかるはずだ、と、資料をめくっていた。その時、不思議なことが生じた。「感染症の予防及び感染症の患者に対する医療に関する法律」制定時の「前文」が目に留まったのである。

＊　＊　＊　＊　＊

（前文）

人類は、これまで、疾病、とりわけ感染症により、多大の苦難を経験してきた。ペスト、痘そう、コレラ等の感染症の流行は、時には文明を存亡の危機に追いやり、感染症を根絶することは、正に人類の悲願と言えるものである。

医学医療の進歩や衛生水準の著しい向上により、多くの感染症が克服されてきたが、新たな感染症の出現や既知の感染症の再興により、また、国際交流の進展等に伴い、感染症は、新たな形で、今なお人類に脅威を与えている。

一方、我が国においては、過去にハンセン病、後天性免疫不全症候群等の感染症の患者等に対するいわれのない差別や偏見が存在したという事実を重く受け止め、これを教訓として今後に生かすことが必要である。

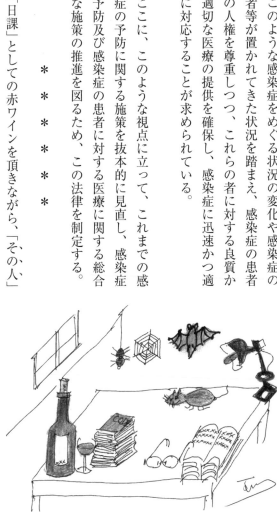

　このような感染症をめぐる状況の変化や感染症の患者等が置かれてきた状況を踏まえ、感染症の患者等の人権を尊重しつつ、これらの者に対する良質かつ適切な医療の提供を確保し、感染症に迅速かつ適確に対応することが求められている。

　ここに、このような視点に立って、これまでの感染症の予防に関する施策を抜本的に見直し、感染症の予防及び感染症の患者に対する医療に関する総合的な施策の推進を図るため、この法律を制定する。

＊　＊　＊　＊　＊

「日課」としての赤ワインを頂きながら、「その人」

は、（前文）での「感染症」という「ことば」が意味していることは、個々の具体的な「感染性の疾病」であり、さらには、それらの総称でもあるようであるが、それにしても、その「ことば」の使用法が、「何らかの状態」を示した「○○○症」というような使用法になっていないのは、なぜなのだろうと考えていた。このことについて、そのような「使用法」は、単なる、「ことば」の使用法の問題に限定されるものではなく、そのことが、私たちの様々な「方法」をも左右することになっているのではないか、と、「その人」は考えていた。「感染症（というもの）」に関しての「思考」スタイルの大半は、「どこかにある正答を探す」という「型」のモノなのだろうと「その人」は感じていた。つまり、「感染症（というもの）」に関しての「思考」スタイルは、どうして、ほかの「形」ではなしに、まさに、「感染症（というもの）」に関しての「思考」スタイルとして「表出」したのだろう、と、思っていた。そして、「感染症（というもの）」には、「確固たる姿がある」ということが、多くの人にとっては、「不動の前提」になっているのだろうな、と思っていた。そのような「不動の前提」と、このような「型」の「前文」になったこととは、多分、無関係ではないのだろう、と、「その人」は思っていた。

「日課」としての赤ワインを頂きながら、〝ここに「感染症」がある〟とする「現象学的な思考」のスタイルについて、理解を得ることは困難なコトかもしれないな、と、「その人」

は複雑な思いに浸っていた。

（1）ゾラ（川口篤／古賀照一　訳）（二〇〇八）『ナナ』、新潮社（新潮文庫）、ラクロ（新庄嘉章／窪田般彌　訳）（一九七二）『危険な関係（上）』、新潮社（新潮文庫）、ラクロ（新庄嘉章／窪田般彌　訳）（一九七二）『危険な関係（下）』、新潮社（新潮文庫）、は、いずれも、物語の最後に「天然痘」がでてくる。そのような「形」は、［物語編］の「この章」に出てくる「その人」が、「感染症」について感じていることと重なり合うようである。そして、遠藤周作（二〇二二）の『わたしが・棄てた・女（新装版）』、講談社（講談社文庫）での「ハンセン病（癩病）」は、まさに、「科学的に正しい」であるとか、「正しい結果が出ている」であるとか、ということと表裏一体のものとして、「感染症（というもの）」が「姿」を現す描き方がなされている。とくに、二三七頁以下の、御殿場の病院での「ミツ」の気持ちについての表現は、絶妙である。さらに、徳富蘆花（二〇二一）の『不如帰』、岩波書店（岩波文庫）での「結核」は、それらのことが、トータルなものとして使用されている。他方、「離れるコト」の強要が「仕方がないこと」のように、直接的に、物語の最初から出てくるのは、大岡昇平（二〇一八）の『野火』新潮社（新潮文庫）である。この場合は、最初の頁の四行目に「お前みてえな肺病やみを、飼っとく余裕はねえ。見ろ、兵隊はあらかた、食糧収集に出動している。見方は苦戦だ。役に立たねえ兵隊を、飼っとく余裕はねえ。」という「形」で出てくる。ただし、「肺病やみ」という「表現」であることから、それが「肺結核」かどうかは分からない。（物語）『野火』の中では、戦況が最悪の中での、戦地の病院から追い出された「マラリア」「肺病やみ」「脚気」等の兵隊の日常が描かれており、直接的に「感染症」が描かれるわけではない。

（2）第一四二回国会　衆議院　厚生委員会　第一三号　平成一〇年五月二二日（金田（誠）委員当時　発言）（国会会議録検索システム二〇二二年七月七日アクセス）。

（3）第一四三回国会　衆議院　厚生委員会　第五号　平成一〇年九月一六日（武山委員　当時発言）、（国会会議録検索システム　二〇二二年六月三〇日アクセス）。

（4）第一六五回国会　衆議院　厚生労働委員会　第六号　平成一八年一一月一〇日（国会会議録検索システム二〇二二年七月七日アクセス）。

（5）同前。

（6）同前。

（7）第一六回国会　参議院　厚生委員会　第一二号　昭和二八年七月九日（国会議録検索システム　二〇二二年七月二一日アクセス）。

物語Ⅶ　〝ここに「何か」がある〟

二〇二十年十月　福岡

その日、彼が読んでいたものは、大正一一年の「傳染病豫防法中改正法律案」であった。[1]そこには、「傳染病ノ病原體保有者ハ此ノ法律ノ適用ニ付テハ之ヲ傳染病患者ト看做ス（第二條ノ二）」とあった。これを読んだ彼は、「ん？」と思い、鞄から、資料集を取り出した。その資料は、平成一八年の「感染症の予防及び感染症の患者に対する医療に関する法律等の一部を改正する法律」に関するもので、「法律」の「第八章の二　特定病原体等」として、「第五十六条の三」に「何人も、一種病原体等を所持してはならない。ただし、次に掲げる場合は、この限りでない。」とあった。[2]

彼は、ひょっとしたら、〝ここに「何か」がある〟のではないか、ということを感じてしまったのである。よせばいいのに、さらに、資料をめくっていたら、「皆さん、今の説明で国民の皆さんが分かると思いますか。私は、非常にこれ疑似症とか無症状病原体保有者と言われてもなかなか分からないし、発熱とかいろいろというふうに言われますけれども、あなたは疑似症患者であるからとか言われてもなかなか理解できないと思うんです。ここは、国民の代表が集まって議論している場です。国民の説明する場でもあるわけですから、もう少し分かりやすく説明をいただきたくお願い申し上げたいと思います。……」という、家西悟氏の発言が出てきた[3]。

彼は、〈絶対に!! 〝ここに「何か」がある〟〉ということを確信して、挙句の果ては、「病原體保有者」・「病原体等を所持」・「疑似症患者」・「無症状病原体保有者」が錯綜してしまった。彼が錯綜したのは、「感染した人自身」が「尿」・「便」・「体液」等などを「体内保有」している場合、それは、「病原体等を所持」していることにならないのか？ということであった。「感染し

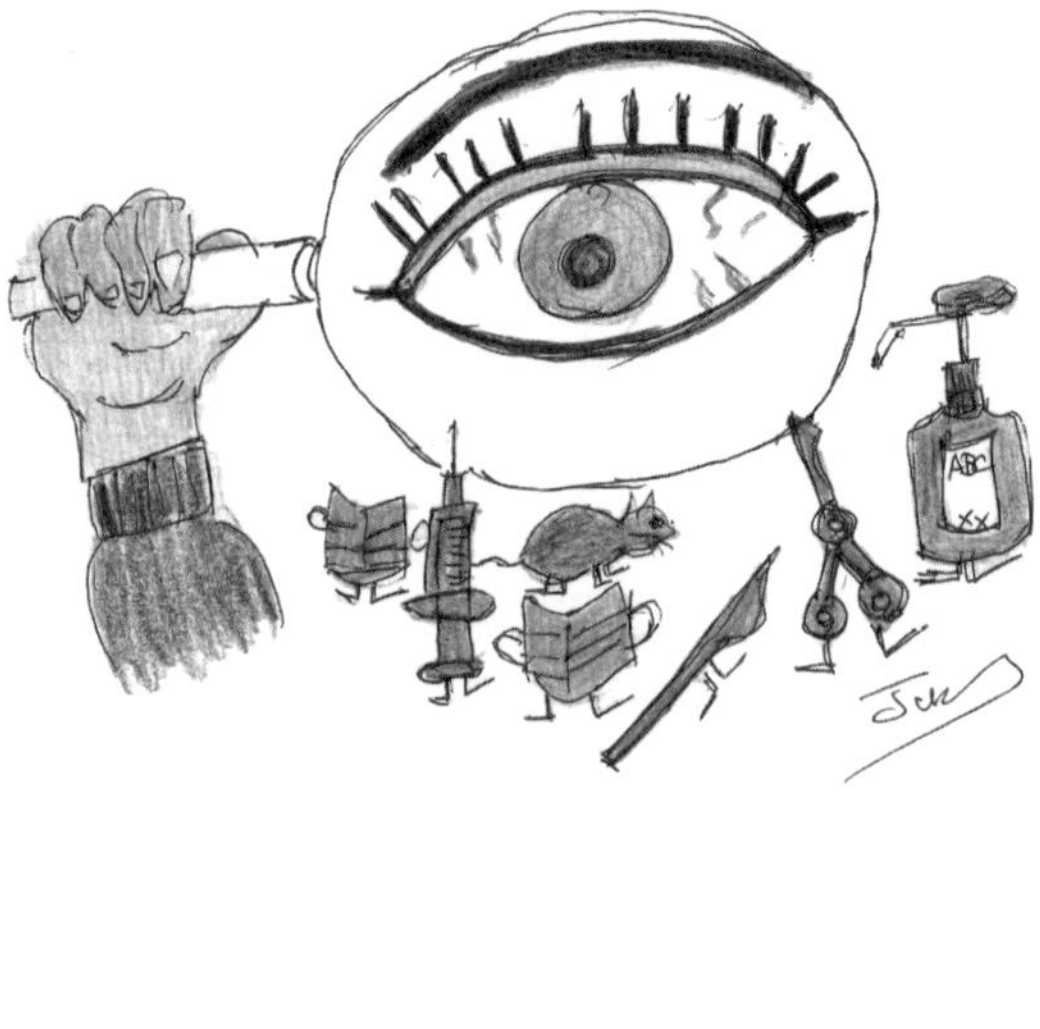

た私」は、一体、「何」なのだろう？　「エボラ出血熱に感染」してしまうと「一種病原体等を所持している」とされて、「バイオテロ」を疑われないのかが心配になり、眠れなくなってしまった。挙句の果ては、患者の「隔離」とは「バイオテロ」防止策ではないのか？　だとか、「危険な思想」を脳内保有することは許されるのか？　「危険な思想が書かれた本」を所持してはならない？　「イデオロギーは感染する？」なんて考え込んでしまった。

そんな彼は、〈ひょっとしたら、ここに「何か」があるのではないか、ということを、自分自身が感じるということ〉が、大学生の頃からずっと気にかかっていた。

一九六＋年＋月　京都

一九六＋年＋月の京都。彼は、「感覚を感覚に留めさせずに、具体的なものとして手に入れることが出来る仕組み」を空想に留まらないモノとして考えている。彼は、まるで人工知脳であるかのように、あらかじめ「何らかの場」を設定しておけば、「感じるというコト」を「具体的なモノ」として手に入れることが出来る装置は作成することが出来ると考えているのである。

そのような彼が気にかけていることは、大きな二つの「塊」から構成されている。一つ目の「塊」は、〈実際に、自分自身が、ここに「何か」があるのではないか、と、いうことを感じる〉のであるが、それは、自分だけの、単なる感覚として、片付けられるものにすぎないのか、というコトである。二つ目の「塊」は、〈ここに「何か」があるのではないか、と、いうことを感じる、というコト、ソレ自体〉が、それまでの「日常」との関係で、どのようなモノとして存在しているのか、というコトである。であるから、彼が気にかけていることは、「感じていること」が「実際に存在しているのか」、あるいは、「存在していないのか」、というようなこととは、位相を、全く、異にしていた。

「伝染病」があるから「デートができない」というコトでは、決して、ない。全く、逆で、「デートができない」という「出来事」が、知識化されたそれまでの日常とは異なっているコトなのではないか、ということを感じさせ、ソコに「感染症」があるのではないか、と、感じさせることになる、と、彼は、考えている。であるから、鍵を握っているのは、各々の人にとっての知識化された日常であると考えている。そして、そのようになるのは、自分たちが、それまでの日常とは異なるコトが感じられるような、そのような可能性のある「場」と「場における複数の点」を、蜘蛛の巣を張るように、あらかじめ、日頃から仕掛けているからであり、その結果として、それまでの日常とは異なるコト、すなわち、仕掛けた蜘蛛の巣に獲物がひっかかったコトを感じられることになっている、と、彼は、真剣に思っていた。彼に言わせれば、鍵を握っているのは、「当時者性」と「知識化された日常」であり、それとの関係での「感じられた変容」であった。そして、そのようなシステムが社会的に構築されていると考えていた。

であるから、〈ひょっとしたら、ここに「何か」があるのではないか〉、と、感じるということについて、知識化された日常をあらかじめ想定して、「場」と「点」を上手く「設定」・「配置」出来れば、その「ひょっとしたらという感覚」を、具体的なものとして手に入れることが出来るのではないか、と、彼は思っていた。そのような感覚を、具体的なものとして手に入れることが出来る仕組みを、空想に留まらないものとして、実際に試作することにチャレンジしていたのである。夜遅くまで、毎日、毎日、「はんだ」、「はんだごて」、「トランジスター」、そして、「中古のミニラジオ」と格闘していた。ある冬の朝、彼は、遂に、〈二つの「場」〉と〈二つの「場」に配置される「複数の点」〉を内蔵具備した、縦一六センチ、横八センチ、厚さ1センチ、重さ八五〇グラムの「小型試作品」を完成させたのである。

〈「場」〉と〈「場」に配置される「複数の点」〉の一つは、「誰」が、「どうなった」時に、「何」が、「どのように」なされる、というような、日常というものを形作っている「配役」や「舞台」のような「場」と「点」である。彼は、状態を「形態的」に表現する外的要素について、「考え方」の「変容」が生じることになるであろう「複数の点」を、意識的に、あらかじめ、抽象的に想定しておくことできれば、条件が合えば「ヒットする」と考えたのである。「形態的」に「表現」する外的要素についての「場」に、①「主体」、②「出来事」、③「対応」、④「時間」、⑤「空間」という、抽象化された「五つの点」を配置した試作品であった。もう一つの「場」は、「分断されているのか、連帯しているのか」、「私的な責任なのか、社会的な責任なのか」、「自由なのか、強制なのか」というような点において、それまでの日常の「ありよう」とは「変容」したのではないか、と、私たちが感じることになると想定されて作られた、日常を内的に規律している「場」である。その「規範的要素」という「場」に、①「関係」、②「責任」、③「意思」、④「現象の形態」、という、「ありよう」の「変容」を感じることになる抽象化された「四つの点」を配置した試作品であった。試作品は、「形態的要素」と「規範的要素」を使った人工知脳とでもいうべきもので、このような「方法」で「対象」を認識することは、「危険性を大いにはらんだもの」であるとの批判をおそれて、友人達には内緒にしていた。

とにかく、試作品は完成した。しかし、残念なことに、「これだぁ!!」という、とっておきの試しの機会が、まだ、訪れてはいなかった。

一九七＋年＋月　京都

すごく暑い夏であった。夏休み、彼は、帰省せずに京都にいた。だからといって、京都に残っていることに大した意味はなかった。彼は、有り余る時間を利用して、アルバイトをしようと思っていた。円町交差点の南東にある小さな染物屋で、一日中、型枠をもって、白い布に赤、青、等のインクを、順に刷って、何時間も、一周四十メートルくらいの小さな「空間」を、輪になって横歩きでグルグル回っていた。彼は「赤色」の型枠を担当していた。ブラウスになる素材の白地にプリントをしていたのであるが、モタモタしていると、「次の色」の型枠を抱えた人が、すぐ後ろに、迫って来る。迫って来るのは、仕事に慣れているバイトの人たちである。

午前中の休憩時間は三〇分間。極端にいうなら、誰も、何も、喋ってはいなかった。疲れていたので、彼も、喋らなかった。久々のバイトだったので「バイトの休憩というものは、このようなものなのだろう」と、自分の疲れの中に、ソノ気持ちを溶け込ませることが出来たので、その時は、全く、何も、気にかけてはいなかった。

初日の一七時過ぎ、バイトを終え、西大路を北に向かって歩いて帰っているときに、すれ違う人たちの「含み笑い」のようなものを感じた。「長髪」、「ちょび髭」、「ネックレス」、「シースルー」という、それほど妙な見かけでもないのに、皆が、自分の白のジーンズを見ているような気がしてならないのである。しばらくは「気のせいだろう」で済ませていたのであるが、「何か」を感じるという自分の気持ちを誤魔化し続けることが限界となり、彼は、立ち止まって、自分の白のジーンズを見た。彼の目に入ってきたものは、何と、「前のチャックあたり」が「真っ赤になった白のジーンズ」であった。バッグなど持っていなかったので、隠すことさえできない。かといって、歩いている人たちに、「染め物のバイトでのインクです。妙なモノではありません」という説明をしながら歩くことは、「真っ赤になった白のジーンズ」についての正しい説明かもしれないが、全く、奇妙だ。帰りに予定していた円町でのパチンコも、出来なくなった。ある「出来事」が、彼の日常化した「自由意思」を規制したのである。

＊＊＊＊＊

とっさに、「あっ、これ、これかぁ。試作品、試すチャンスが、ようやく巡ってきた!!」と思い、「何」があったのだ、とばかりに、急いで、試作品をポケットから取り出して、彼は、歩きながら、画面をタッチして入力を試しはじめたのである。

結果として出来あがった画面には、「すれ違う（＝出来ごと）人たち（＝主体）の「含み笑い」（＝出来ごと）のようなものを感じた。「長髪」、「ちょび髭」、「ネックレス」、「シースルー」という、それほど妙な見かけでもない（＝関係）のに、皆（＝主体）が、自分（＝主体）の白のジーンズ（＝対象）を見ている（＝出来事）ような気がしてならない。」と表示されていた。

何もないような日常的なすれ違いのはずなのに、何か、微妙なすれ違いになっているような気がしていた。そうか。自分は、ひょっとしたら〝ここに「何か」がある〟という微妙な雰囲気を、「出来事」、「主体」、「関係」、「対象」で感じていたのかもしれない、なんて、考えていたら、いつの間にか、彼は、「白地に赤のママ」で、西大路下立売どころか、大将軍を通り過ぎて、北野白梅町まで歩いていた。

一九八十年十月　北九州

彼は、学内行政は好みではなく、学外のことや調査に傾倒しており、時々、一人で、未踏の地、フランスのことを考えていた。フランスの開業医の、いわゆる診療報酬が、どのような基準で決定されることになっているのかということの歴史的経緯を、中世まで遡って調べていた時に、なんとなく気にかかった一つの「単語」があった。それは、彼の専門でよく使われる le tarif（料金）という単語ではなくて、la rémunération（報酬）という単語であった。その時は、気にかかる一つの「単語」に留まっていたが、その「単語」がきっかけとなって、アミアンの大学に、一時期、受け入れてもらうことになった。不思議なもので、研究方法は、全く、異なるものの、la rémunération を気にかけて一冊の著書を出版していた研究者が、アミアンの大学にいたのである。

一九八＋年＋月　アミアン

確かに、大学はあるし、本屋もある。学生もいる。人口も結構多い。しかし、どういう訳だか、彼にとってのアミアンでの日常は、時間が止まったような、それこそ、何もないように感じられるものであった。彼にとっては、何もないと感じる街ではあるのだが、同時に、フランス人でない彼にとっては、自分が浮き出ているように感じる街でもあった。ここに居る自分は、一体、何なのか？　ということから、アミアンの大学でお世話になりながら、週末は、必ず、アミアンを離れ、匿名性を求めてパリの一九区の長期滞在型の安ホテルで過ごしていた。不思議なもので、渡仏した当初は、あんなに緊張させられたパリであったのに、一ヶ月後のパリは、戻りたくなる「空間」に「姿」を変えていたのである。

同じ時期、大学院の先輩が、パリに来ていた。先輩は、家族で来ており、高級住宅街に住んでいた。その先輩の家で、時々、サバの塩焼き、みそ汁、漬けもの、等など、彼は、よく世話をしてもらっていた。研究分野が異なるにもかかわらず、先輩のルノーに乗せてもらって、お子さんたちと一緒に、数時間かけて、パリからアミアンにまで行ったこともあった。

二〇〇＋年＋月　東京

大学を移動して、しばらくは、彼は、彼なりにいろいろと大変であった。ただ、暇を見つけては、書物を読みながら、色々と考えていた。少したってから、余裕が出てきたみたいで、読むものにも幅が出てきた。その中の一冊は、アルベール・カミュ（宮崎嶺雄　訳）（二〇〇〇）『ペスト』、新潮社（新潮文庫）、であった。「鼠の死」という「出来事」は、早い段階で出てくるものの、それが延々と続き、直接的に、「ペスト」が、なかなか出てこないことが、彼にはつらかった。そのまま読み進める気持ちが、途中で、何度もくじけそうになっていた。それでも、読み進めていると、「しかし翌四月十八日の朝、駅から母を迎えてきた医師は、ミッシェル氏がまた一層しなびた顔つきをしているのを見た。地下室から屋根裏まで、十匹もの鼠が階段に散乱していたのである。近所の家々の芥箱は鼠でいっぱいだった。」という文章が出てきた。[4] 彼は、作品の「表現（翻訳）」に入り込んで、まだ、「物語」には、直接的に「ペスト」は出てこないのに、それまでとは、うって変わって、ひょっとしたら、と、いうような気持ちになって、「どのように」「何」が「出現」するのかを探るように読み進めてしまった。[5]

＊＊＊＊＊

とっさに、「あっ、これ、これ。試すチャンスが巡ってきた!!」と思い、彼は、たばこを吸いながら、読み手である自分の気持ちを変化させた箇所を音声入力し始めたのである。この時点で、試作品は、既に、音声入力可能な第二段階にステップアップしていた。

出来あがった表示画面は、「しかし翌四月十八日の朝（＝時間）、駅（＝空間）から母（＝関係）を迎えてきた（＝出来事）医師（＝主体）は、ミッシェル氏（＝主体）がまた一層しなびた顔つきをしている（＝出来事）のを見た。地下室（＝空間）から屋根裏（＝空間）まで十四もの鼠が階段に散乱していた（＝出来事）のである。近所の家々（＝空間）の芥箱（＝空間）は鼠でいっぱいだった（＝出来事）。」であった。

ひょっとしたら、自分は、「文学作品」の中での「情景」が、それまでの「情景」とは、なんとなく、変わってきたのではないかということを、「時間」、「空間」、「関係」、「出来事」、「主体」、で、〝ここに「何か」がある〟という具合に感じていたのかもしれない、なんて、考えていたら、いつの間にか、研究室で眠っていた。

二〇〇十年十月　パリ

退職する一〇年くらい前、彼は、短い期間ではあったが、パリで研究をする機会を手に入れた。ところが、出発まで、残り四カ月となっても、解決していないことが二つあった。一つは、四月からの受け入れ研究機関が、まだ、正式に決まっていないということであり、もうひとつは、居住空間が見つかっていない、と、いうことであった。バタバタしても仕方がないと思いながら、いつものように、年末、年始の休暇を利用して、調査のためにパリにでかけた。当時、常宿にしていた九区のメトロのカデ駅のそばのホテルに泊り、パリ時間での大晦日の夕方、晩御飯を食べに出かけた。氷点下二℃を味わいながら、コートのポケットに手を突っ込んで、キャスケットをかぶり、ストールをグルグル巻いて、「今日も一人で夕食か……」なんて思いながら、いつものように、スペイン料理のチェーン店を通り過ぎ、パサージュ近くのチョコレート店の前の狭い歩道で、山高帽をかぶり、若者と歩いていた髭の人とすれ違った。幅が六〇センチ程度の狭い歩道だったことから、すれ違う時に、彼は「パルドン」と言った。それに対して、「紅白歌合戦」の話をしていたその人達は、日本語で「すみません」と応じた。いつもの良くあるすれ違いとは、何となく異なるように感じた彼は、踵を返して、もういちど、ソノ集団とすれ違うコトを試みた。よせばいいのに、顔を「本気で」見てしまったのである。「あっ、ひょっとして」という思いで声をかけた。何という偶然。なつかしい先輩であった。以前、高級住宅街に滞在していた先輩は、どういう訳だか、その時は、彼の常宿の近くのアバルトマンに住んでいた。彼は、その先輩に、アミアンの大学に行った時にもお世話になっていたのである。

パリでの大晦日、ホットワインを飲みながらの昔話に花が咲いた。そして、彼が、事情を話すと、先輩は、三月末に、日本にもどり、アバルトマンを退出する予定であるから、そのあとに入れるように、不動産屋に掛け合ってみよう、ということであった。彼は、さっそく、そのあとに入居できるように、不動産屋さんに連絡を取ってもらった。ソノ不動産屋さんとの関係で、パリの銀行の口座もすぐに開けたのである。先輩と一緒に歩いていた若い人たちは、彼が、アミアンの大学にいたときに何度かお会いした、まだ、まだ、小さかった、先輩のお子さんたちであった。

＊＊＊＊＊＊

先輩たちと別れて、「なんと、ラッキーなことだ。本当にこんなことがあるもんだ。一体、何が、どうなったのだろう。」なとと、ほろ酔い気分でホテルまで歩きながら、日本語で独り言をブツブツ言っていた。その時、「あっ、これだ、これだ。試すチャンス。二度あるコトは三度ある‼」とひらめいて、彼は、歩きながら、日本語で音声入力をはじめた。

その結果、出来上がったものは、「その人達（＝主体）は、日本語で「紅白歌合戦」の話をしていた（＝出来ごと）。「自分（＝主体）の見間違え（＝出来ごと）？・」と感じたので、踵を返して（＝出来ごと）、もういちど（＝時間）、ソノ集団（＝関係）とすれ違う（＝出来ごと）コトを試みた（＝意思）」というモノであった。ひょっとしたら、自分は、不確定の人とすれ違う時に、それまでの慣れ親しんだ「すれ違い作法」とは異なる、そのような微妙な「変容」を、「主体」、「出来ごと」、「時間」、「関係」、「意思」によって、〝ここに「何か」がある〟と感じていたのかもしれない、と、彼は、そのように考えていた。

二〇一＋年＋月　夢の中

彼は、ソノ日も妙な夢を見ていた。夢の中の彼は、庄屋のような役回りである。

夢の中で、その日、彼は、出版社の方と一緒に、「米」を取り返しに出かけていた。二人が住んでいる村では、冷害による飢饉で、年貢どころか、村人達の食べるものさえ残り僅かになっていた。それなのに、大切な「米の袋」が、何者かによって、ごっそり持っていかれたのである。残念なことに、どういう訳だか、その日に限って、防犯カメラが作動していなかった。仕方なしに、村人たちのうわさを信じて、二人はそのお屋敷に出かけていった。


「持っていったお米を、どうぞ、お返しください。私たちの大切な食糧です」

「知らん。米など知らん。どうして、ワシなのだ」

「でも、そのような気がしたモノで」

「今回だけは、許してやる。帰ってよい」

仕方なく戻ってきたものの、「米」の残りは、あと僅かである。

「米」が盗まれた翌日は、どういう訳だか、疑わしい男たちが、決まったように、「おにぎり」と「酒」を持って、二人の住んでいる村に来るようになっていた。彼らは、「食べて」、「飲んで」、歩きながら、「おにぎり」と「酒」を道端にばらまいていた。


「まずい!!!まずい!!」

「もったいないことを。お止めください。お願いです」

「まずいから、捨てる。それだけだ」


自分達の米だと言いたいところであるが、残念なことに、「米」と「酒」に所有者の氏名を書いている訳ではないし、「マイ・ナンバー」のカード化も未だだったので、「それは私たちのモノです」とも言えない。相手の剣幕もあり、悔しい気持ちで、ソノ日も引き下がった。

どういう訳だか、悪いことは続くもので、色々と策を練っていたにもかかわらず、その日の夜、ついに、隠しておいた最後の「米袋」が、すっかり無くなってしまったのである。

「やられた……。どうみたって、あいつたちですよ」

「どうして、それが分かる？」

「あっ、米が、こぼれている。ここ!!ここ!!米袋に穴があいていたらしく、すこしずつ、こぼれたみたいですよ」

「よし!!米の道案内だ。有難い。これをたどって行こう」

二人がたどりついたのは、予想していた通り、先日のお屋敷であった。お屋敷の中は、飲めや唄えのどんちゃん騒ぎのまっ最中であった。

「やっぱり。ココだったのか。今晩は!!　今晩は!!」

「まぁた、お前たちか。今度は許さんぞ」

「お米の袋に小さな穴が開いていたらしく、お米の跡がここまで続いていたものですから。間違いありません。私たちの大切なお米です。どうぞ、お返しください。米袋。食べてはだめです。絶対に食べないでください」

「何ぃ!!ここを何処だと思っているぅ。既に食したぁ。タダでは帰さん。座敷の今は、大事な時だはぁ」

それまでなら、びくついて震えていたのに、ソノ日は、彼らを勇気づけたことがあった。それは、こぼれた「米」の道案内だけではなかった。「何ぃ!!ここを何処だと思っているぅ。既に食したぁ。タダでは帰さん。座敷の今は、大事な時だはぁ。」と言い放った男の様子が、それまでの様子と違って、衰弱しているように、なんとなく、感じられたのである。

その直後のことである。どんちゃん騒ぎをしていたお屋敷の仲間が、首の根っこを押さえて、「熱い、い、痛いい、」と叫びながら、溢れんばかりの血反吐を吐いてバタバタと倒れ始めたのである。それに気が付いたかのように、米袋の小さな穴から、弱り果てた「鼠」が、あぶくのように血を吐きながら、数匹出てきた。

二〇一＋年＋月　夢の中（続き）

彼は、夢の中で、相方に、「一体、何が、どうなっているものやら？　あっ、そうか。試すチャンスの到来だ」と、小声で口走った。そうしたら、何を試すのか知らないはずなのに、出版社の相方は「庄屋さま、そうしましょう」と、賛同してくれた。二人は、血反吐を吐いてドタバタしているお屋敷の中で、音声入力をしはじめた。その結果、出来上がって表示されたものは、「こぼれた「米」の道案内（＝出来事）だけではなかった。「何ぃ!!ここ（＝空間）を何処（＝空間）だと思っているぅ。既に（＝時間）食したぁ（＝出来事）。タダでは帰さん（＝意思）。座敷（＝空間）の今（＝時間）は、大事な時（＝時間）だはぁ。」と言い放った（＝対応）男（＝主体）の様子（＝対応）が、それまでの様子（＝対応）と違って、衰弱している（＝出来事）ように、なんとなく、感じられたのである。さらに驚いたことに、「取りもどした、残りのお米は、絶対に食べないように!!」というモノであった。画面に追加表示されていた。

ひょっとしたら、自分達は、それまでの日常で経験したことのない荒侍の微妙な「変化」を、「出来事」、「空間」、「時間」、「意思」、「対応」、「主体」、で、〝ここに「何か」がある〟というように感じているのではないか……という、折角のところで、残念なことではあるが、目が覚めてしまった。

二〇二十年十月　福岡

彼は、整理し始めた。

「表現」の「対象」となっている「感染症」についての、実際になされている「表現」は、「表現」とはいっても、「何らかの角度からの表現」にすぎないものである。それなのに、実際になされている「感染症」についての「表現」は、どういう訳だか、あたかも、誰でものようにする「表現」であるかのように、「確定した」かのように、「病原体（感染源）」、「感染経路」、「宿主」等などを使用した「表現」となっていることがほとんどである、と、彼は感じていた。そして、「あの人とも会わなくなった。研究会の後の食事会もできなくなった。県境を越えて、移動することがしづらくなった。」というようなことを介して、自分は、それまで感じることさえなかった日常というものについて、何らかの「変容」を感じているのではないか、と、思っていた。

＊　＊　＊　＊　＊

いつものように、パソコンの前で、「一体、何が、どうなったのだろう。あっ、これだ、これだ。試すチャンス。癖になってしまった」と思いながら、彼は、試しはじめた。

その結果、画面には「あの人（＝主体）とも会わなく（＝関係）なった（＝出来ごと）。研究会（＝関係）の後（＝時間）の食事会（＝出来ごと）もできなく（＝意思）なった（＝出来ごと）。県境（＝空間）を越えて、移動する（＝出来ごと）ことがしづらく（＝意思）なった（＝出来ごと）。」というモノが表示されていた。

ひょっとしたら、自分は、それまでの日常では感じられなかった、そのような「変容」

を、「主体」、「関係」、「出来ごと」、「時間」、「空間」、「意思」によって、〝ここに「何か」がある〟と感じていたのかもしれない、と、彼は、考えていた。

＊＊＊＊＊

彼は、赤ワインを飲みながら、さらなる「小型機器」を模索していた。そして、知識化された日常のなかに埋没させないでいた様々な「何か」を思い出していた。ひょっとしたら、「一つの塊のようになっている」日常の微妙な「変容」を、自分は、「主体」、「出来事」、「対応」、「時間」、「空間」、「関係」、「意思」という具合に、細分化させ、抽象化させて、さらに、ソレを「再構成」しているのではないか、などと、思いながら、〝ここに「感染症」がある〟とは、多分、このようなコトなのであろうという思いに、浸っていた。

（1）印刷局『官報　號外』第四五回帝國議會衆議院議事速記録第二一號　大正一一年三月三日四五四頁。

（2）ここで扱った「感染症の予防及び感染症の患者に対する医療に関する法律等の一部を改正する法律」は、平成一八年　法律　第一〇六号である。なお、二〇二三年の四月の時点では、この「特定病原体等」は、「法律」の第十一章以下に規定されている。

（3）第一六九回国会　参議院　厚生労働委員会　第八号　平成二〇年四月二四日（国会会議録検

索システム二〇二二年九月二九日アクセス)。
(4) アルベール・カミュ(宮崎嶺雄 訳)(二〇〇〇)『ペスト』、新潮社(新潮文庫)一七頁。
(5) アルベール・カミュ(宮崎嶺雄 訳)(二〇〇〇)『ペスト』、新潮社(新潮文庫)では、「ペスト」という言葉は、四四頁に「しかし、どうもこれはペストのようですね」という会話文の一部として初めて出てくる。そして、その「会話」が、物語の解説のように、四五頁で、「「ペスト」という言葉は、今はじめて発せられた」と、「表現」されている。

付録

［I］執筆に際して参照した「感染症」に関連する主要な法令／／執筆に際して参照した「社会保障・社会福祉」に関連する主要な法令

1. 虎列刺病豫防法心得（明治一〇年　内務省　達　乙　第七九號）
2. 虎列刺病豫防假規則（明治一二年　太政官　布告　第二三號）
3. 海港虎列刺病傳染豫防假規則（明治一二年　太政官　布告　第二八號）
4. 虎列刺病豫防假規則（明治一二年　太政官　布告　第三二號）
5. 傳染病豫防規則（明治一三年　太政官　布告　第三四號）［これにより、虎列刺病豫防假規則（明治一二年　太政官　布告　第三二號）は廃止された。］
6. 虎列刺病流行地方ヨリ來ル船舶檢査規則（明治一五年　太政官　布告　第三一號）
7. 墓地及埋葬取締規則（明治一七年　太政官　布達　第二五號）
8. 種痘規則（明治一八年　布告　第三四號）
9. 海外諸港ヨリ來ル船舶ニ對シ檢疫ノ件（明治二四年　勅令　第六五號）
10. 清國及香港ニ於テ流行スル傳染病ニ對シ船舶檢疫施行ノ件（明治二七年　勅令　第五六號）
11. 傳染病豫防法（明治三〇年　法律　第三六號）［これにより、傳染病豫防規則（明治一三年　太政官　布告　第三四號）ハ此ノ法律施行ノ日ヨリ廢止ス、とされた。］
12. 海港檢疫法（明治三二年　法律　第一九號）［これにより、①明治一二年　第二九號布告、②虎列刺病流行地方ヨリ來ル船舶檢査規則（明治一五年　太政官　布告　第三一號）、③海外諸港ヨリ來ル船舶ニ對シ檢疫ノ件（明治二四年　勅令　第六五號）、④清國及香港ニ於テ流行スル傳染病ニ對シ船舶檢疫施行ノ件（明治二七年　勅令　第六五號）は廃止された。］

13．精神病者監護法（明治三三年　法律　第三八號）

14．癩豫防ニ關スル法律（明治四〇年　法律　第一一號）

15．種痘法（明治四二年　法律　第三五號）［これにより、種痘規則（明治一八年　布告　第三四號）は廃止された。］

16．肺結核療養所ノ設置及國庫補助ニ關スル法律（大正三年　法律　第一六號）

17．結核豫防法（大正八年　法律　第二六號。以下「旧法」という。）［これにより、肺結核療養所ノ設置及國庫補助ニ関スル法律（大正三年　法律　第一六號）は廃止された。］

18．トラホーム豫防法（大正八年　法律　第二七號）

19．健康保險法（大正一一　法律　第七〇號）

20．花柳病豫防法（昭和二年　法律　第四八號）

21．寄生蟲病豫防法（昭和六年　法律　第五九號）［この法律は、「許可、認可等の整理及び合理化に関する法律」（平成六年　法律　第九七号）により廃止された。］

22．兒童虐待防止法（昭和八年　法律　第四〇號）

23．社會事業法（昭和一三年　法律　第五九號）

24．國民健康保險法（昭和一三年　法律　第六〇號。「旧法」）

25．國民體力法（昭和一五年　法律　第一〇五號）

26．國民優生法（昭和一五年　法律　第一〇七號）

27. 國民醫療法（昭和一七年　法律　第七〇號）
28. 花柳病豫防法特例（昭和二〇年　厚生省令　第四五號）
29. 生活保護法（昭和二一年　法律　第一七号。［旧法］）
30. 医師会、歯科医師会及び日本医療團の解散等に関する法律（昭和二二年　法律　第一二八号）
31. 児童福祉法（昭和二二年　法律　第一六四号）
32. 墓地、埋葬等に関する法律（昭和二三年　法律　第四八号）［これにより、墓地及埋葬取締規則（明治一七年　太政官　布達　第二五號）は廃止された。］
33. 性病予防法（昭和二三年　法律　第六七号）［これにより、花柳病豫防法（昭和二年　法律　第三四號）、花柳病豫防法特例（昭和二〇年　厚生省令　第四五號）は廃止された。］
34. 予防接種法（昭和二三年　法律　第六八号）［これにより、種痘法（明治四二年　法律　第三五號）は廃止された。］
35. 優生保護法（昭和二三年　法律　第一五六号）
36. 医師法（昭和二三年　法律　第二〇一号）
37. 歯科医師法（昭和二三年　法律　第二〇二号）
38. 保健婦助産婦看護婦法（昭和二三年　法律　第二〇三号）
39. 医療法（昭和二三年　法律　第二〇五号）
40. 死体解剖保存法（昭和二四年　法律　第二〇四号）
41. 生活保護法（昭和二五年　法律　第一四四号）
42. 身体障害者福祉法（昭和二四年　法律　第二八三号）
43. 社会福祉事業法（昭和二六年　法律　第四五号）（現・社会福祉法）

44．結核予防法（昭和二六年　法律　第九六号）［これにより、結核豫防法（大正八年　法律　第二六号）いわゆる「旧法」は廃止された。］
45．検疫法（昭和二六年　法律　第二〇一号）［これにより、海港検疫法（明治三二年　法律　第一九號）は廃止された。］
46．らい予防法（昭和二八年　法律　第二一四号）［これにより、癩豫防ニ關スル法律（明治四〇年法律　第一一號）は廃止された。］
47．国民健康保険法（昭和三三年　法律　第一九二号）
48．精神薄弱者福祉法（昭和三五年　法律　第三七号）
49．老人福祉法（昭和三八年　法律　第一三三号）
50．母子保健法（昭和四〇年　法律　第一四一号）
51．老人保健法（昭和五七年　法律　第八〇号）
52．後天性免疫不全症候群の予防に関する法律（平成元年　法律　第二号）
53．らい予防法の廃止に関する法律（平成八年　法律　第二八号）
54．介護保険法（平成九年　法律　第一二三号）
55．特定非営利活動促進法＝ＮＰＯ法（平成一〇年　法律　第七号）
56．精神薄弱の用語の整理のための関係法律の一部を改正する法律（平成一〇年　法律　第一一〇号）
57．感染症の予防及び感染症の患者に対する医療に関する法律（平成一〇年　法律　第一一四号）
［これにより、①傳染病豫防法（明治三〇年　法律　第三六号）、②性病予防法（昭和二三年　法律　第一六七号）、③後天性免疫不全症候群の予防に関する法律（平成元年　法律　第二号）は廃

止された。〕
58. 児童虐待の防止等に関する法律（平成一二年　法律　第八二号）
59. 新型インフルエンザ等対策特別措置法（平成二四年　法律　第三一号）

〔Ⅱ〕 執筆に際して使用した「感染症」が扱われている文学作品・記録作品（五十音順）
（但：著者名・翻訳者名の後に付された（年）は久塚の所有している文献のモノを表示）

1. アルベール・カミュ（宮崎嶺雄　訳）（二〇〇〇）『ペスト』、新潮社（新潮文庫）。
2. アレッサンドロ・マンゾーニ（平川祐弘　訳）（二〇二〇）『いいなづけ　一七世紀ミラーノの物語　上』、河出書房新社（河出文庫）。
3. アレッサンドロ・マンゾーニ（平川祐弘　訳）（二〇二〇）『いいなづけ　一七世紀ミラーノの物語　中』、河出書房新社（河出文庫）。
4. アレッサンドロ・マンゾーニ（平川祐弘　訳）（二〇二〇）『いいなづけ　一七世紀ミラーノの物語　下』、河出書房新社（河出文庫）。
5. エミール・ゾラ（川口篤／古賀照一　訳）（二〇〇八）『ナナ』、新潮社（新潮文庫）。
6. 遠藤周作（一九六四）『わたしが・棄てた・女』、文藝春秋新社。
7. 遠藤周作（一九七三）『死海のほとり』、新潮社。
8. 遠藤周作（一九八三）『死海のほとり』、新潮社（新潮文庫）。
9. 遠藤周作（一九九〇）『わたしが・棄てた・女』、講談社（講談社文庫）。
10. 遠藤周作（二〇二一）『死海のほとり』、新潮社（新潮文庫）。
11. 遠藤周作（二〇二二）『わたしが・棄てた・女（新装版）』、講談社（講談社文庫）。

12. 大岡昇平（二〇一八）『野火』新潮社（新潮文庫）。
13. 金森修（二〇二〇）『病魔という悪の物語　チフスのメアリー』、筑摩書房（ちくまプリマー新書〇三一）
14. 菊池寛（二〇二一）『マスク』、文藝春秋（文春文庫）。
15. 志賀直哉（二〇二一）『小僧の神様』、岩波書店（岩波文庫）。
16. ジョゼ・サラマーゴ（雨沢泰　訳）（二〇二三）『白の闇』、河出書房新社（河出文庫）。
17. ダニエル・デフォー（武田将明　訳）（二〇二一）『ペストの記憶　英国十八世紀文学叢書　第三巻』、研究社。
18. トオマス・マン（実吉捷郎　訳）（二〇二一）『ヴェニスに死す』、岩波書店（岩波文庫）。
19. 徳富蘆花（二〇二一）『不如帰』、岩波書店（岩波文庫）。
20. 細井和喜蔵（二〇二〇）『女工哀史』、岩波書店（岩波文庫）。
21. ボッカッチョ（平川祐弘　訳）（二〇二三）『デカメロン（上）』、河出書房新社（河出文庫）。
22. ボッカッチョ（平川祐弘　訳）（二〇二三）『デカメロン（中）』、河出書房新社（河出文庫）。
23. ボッカッチョ（平川祐弘　訳）（二〇二三）『デカメロン（下）』、河出書房新社（河出文庫）。
24. 松本清張（一九七五）『砂の器（上）』、新潮社（新潮文庫）。
25. 松本清張（一九七六）『砂の器（下）』、新潮社（新潮文庫）。
26. 松本清張（二〇二一）『砂の器（上）』、新潮社（新潮文庫）。
27. 松本清張（二〇二二）『砂の器（下）』、新潮社（新潮文庫）。
28. 山本茂実（一九八三）『あゝ野麦峠（ある製糸工女哀史）』、角川書店（角川文庫）。
29. ラクロ（新庄嘉章／窪田般彌　訳）（一九七二）『危険な関係（上）』、新潮社（新潮文庫）。

30．ラクロ（新庄嘉章／窪田般彌　訳）（一九七二）『危険な関係（下）』、新潮社（新潮文庫）。
31．ラドヤード・キプリング／キャサリン・アン・ポーターほか（石塚久郎　監訳）（二〇二一）『疫病短編小説集』、平凡社（平凡社ライブラリー九一五）。
32．ル・クレジオ（中地義和　訳）（二〇二〇）『隔離の島』、筑摩書房（ちくま文庫）。

著者略歴
久塚純一（ひさつか じゅんいち）
1948 年札幌市生まれ
早稲田大学名誉教授

主要著書

『フランス社会保障医療形成史』（九州大学出版会）、『比較福祉論』（早稲田大学出版部）、『世界の福祉』（共編著、早稲田大学出版部）、『乳がんの政治学』（監訳、早稲田大学出版部）、『社会保険と市民生活』（共著、放送大学教育振興会）、『社会保障法　解体新書』（共編著、法律文化社）、『世界の NPO』（共編著、早稲田大学出版部）、『フーコーと法』（監訳、早稲田大学出版部）、『福祉を学ぶ人のための法学』（共編著、法律文化社）、『高齢者福祉を問う』（共編著、早稲田大学出版部）、『比較福祉の方法』（成文堂）、『「考え方」で考える社会保障法』（成文堂）、『「ありよう」で捉える社会保障法』（成文堂）、『「議事録」で読む社会保障の「法的姿」』（成文堂）、『「ことば」と社会保障法』（成文堂）、『社会保障法へのアプローチ』（成文堂）

ここに「感染症」がある［物語編］
——七つの日常——

2023 年 9 月 20 日　初版第 1 刷発行

著　者　久　塚　純　一
発行者　阿　部　成　一

〒 162-0041　東京都新宿区早稲田鶴巻町514番地
発行所　株式会社　成　文　堂
電話 03(3203)9201㈹　FAX 03(3203)9206
http://www.seibundoh.co.jp

製版・印刷　三報社印刷　　製本　弘伸製本
☆乱丁・落丁本はおとりかえいたします☆　検印省略

ISBN978-4-7923-3434-5　C3036
定価（本体 2700 円＋税）